AF390289

LE MYTHE
DE JOUVENCE

PHILIPPE MEYER

LE MYTHE
DE
JOUVENCE

Essai sur la santé, la vieillesse
et l'argent

ÉDITIONS ODILE JACOB
15, rue Soufflot, Paris 5ᵉ

ISBN 978-2-7381-0018-4

Pour Philippine.

REMERCIEMENTS

Sans l'attention et l'encouragement de ma femme, Sylvie Pierre-Brossolette, l'écriture de ce livre eût été impossible. Ma reconnaissance doit lui être témoignée avant tout propos. Des remerciements particuliers doivent aussi être adressés d'emblée à Sophie de Sivry qui n'a cessé de prodiguer ses efforts pour clarifier les discussions de ce livre et pour en orienter les débats. La dissection de la crise que traverse la médecine d'aujourd'hui a largement bénéficié des avis des conférenciers et des élèves de l'École nationale d'administration que j'ai initiés à la recherche médicale pendant un séminaire d'une année. Tous méritent des remerciements chaleureux. Il m'est impossible de mentionner le nom des très nombreux amis, collègues et maîtres qui ont aidé mon entreprise, mais tous sont assurés de ma reconnaissance. Sonia Hamon, qui assure mon secrétariat depuis vingt ans avec la même vigilance, mérite d'être remerciée personnellement. Odile Jacob, qui a suscité et encouragé si attentivement ce nouveau travail, est assurée de ma gratitude et de mon amitié.

La médecine du diable

Tout progrès se paie d'une rançon. Certaines découvertes scientifiques ou industrielles se sont révélées plus néfastes que bienfaisantes et ont conduit à des perversions qui font douter de leur bien-fondé. La puissance de l'intelligence humaine est illimitée, mais aucune règle ne précise son mode d'emploi. « Les hommes font l'histoire, disait Raymond Aron, mais ils ne savent pas l'histoire qu'ils font [1]. »

L'histoire de la science est largement imprégnée de cette ambiguïté qui caractérise les hommes. Les chercheurs ne savent habituellement ni s'ils vont trouver ni ce qu'ils vont trouver. Ils ne peuvent imaginer, au seuil de leur entreprise, que des effets pervers en ternissent le résultat. Les choix initiaux sont pris dans le noir ; les dangers, les déviations éventuelles, n'apparaissent qu'à mi-route.

La médecine, à l'instar des autres sciences, est menacée des avatars que confère la puissance. Ses progrès furent si rapides au cours des dernières décennies qu'une période d'errances et d'erreurs se dessine aujourd'hui. L'accumulation des bévues risque de suivre celle des progrès avec le même rythme spiralé, accéléré à mesure que la connaissance se développe. Confrontés à une interrogation qui concerne le futur, les médecins peuvent être tentés de suivre la politique de l'autruche. Il est toujours plus facile de jouer les apprentis sorciers insouciants que de rechercher des règles de conduite avec lucidité. L'adhésion aux voix du

1. R. Aron, cité par J. Fourastié, *Ce que je crois*, Paris, Grasset, 1981, p. 154.

silence n'est pourtant plus de mise aujourd'hui. En devenant scientifiques, les médecins ont appris à connaître le doute et la méfiance. Les failles de leur action sont devenues bien visibles ; il suffit de regarder attentivement le présent pour y déceler, déjà, certains revers du progrès : la médecine est devenue dangereuse, mais elle est aussi devenue de porcelaine, aussi fragile que belle. Trois grandes menaces se profilent.

La première est d'ordre financier. La médecine ne pourra plus continuer sa course du même pas. La trésorerie de notre santé est à bout de souffle, épuisée par l'augmentation des soins. Le progrès scientifique a sa part de responsabilité, tout comme un certain hédonisme et des erreurs de gestion. Le budget médical de la nation est étranglé au point de ne pouvoir ni répondre aux demandes individuelles ni combler les inégalités sociales et régionales. Au point surtout de ne plus pouvoir investir pleinement dans la recherche, qu'elle soit fondamentale ou appliquée à l'hôpital. La crise financière dans laquelle se trouve la médecine entame les parties vives du système et fragilise l'avenir. La promesse de l'Organisation mondiale de la santé, « la santé pour tous en l'an 2000 », semble une gageure. Comment trouver des ressources supplémentaires dans une enveloppe qui ne peut plus croître ? Laisser les médecins sur leurs espoirs et les malades sur leurs besoins est une humiliation insoutenable.

Deuxième piège : la médecine actuelle risque d'être victime de son action comme une araignée maladroite peut être prisonnière de sa toile. La médecine est parvenue à prolonger remarquablement la vie humaine, mais a ignoré le vieillissement. Grâce à des mesures de prévention, à des prouesses diagnostiques et thérapeutiques, la longévité a presque doublé en un siècle : des maladies qui furent mortelles, infectieuses surtout, mais aussi artérielles, rénales et cancéreuses, sont devenues caduques par la puissance de la pharmacopée. Mais, par une démarche rapide et aveugle, la médecine a souscrit au vœu de longévité, le plus cher des hommes, et s'est érigée en modèle d'imprévoyance : la maîtrise des maladies mortelles de l'âge adulte a laissé la place aux vicissitudes de la vieillesse. L'insuffisance de la gériatrie s'est aggravée de l'imprévoyance de la société. L'allongement de la durée de vie a été obtenu sans que soient supprimés les risques de misère morale et physique. Est-il acceptable d'être exposé dans la solitude au gâtisme, à l'arthrose et à l'usure générale et de ne pouvoir remédier à cette situation du fait de la carence du budget ? La médecine, coupable de prolonger la vie sans assurer le bonheur, est responsable de ce « sursis » de vie assombri par des souffrances et des besoins supplémentaires. Elle encourt la pire accusation qu'on puisse lui porter. Celle d'*iatrogénicité.*

Le dernier danger que génère la médecine de cette fin de XX\ᵉ siècle découle de sa puissance. Certains progrès peuvent conduire sur des rivages aux sables mouvants. La médecine n'a eu d'autre prétention jusqu'ici que de combattre des maladies. Mais que sera son objet lorsque les affections les plus graves et les plus fréquentes seront maîtrisées ? Lorsque, par exemple, le cancer et la sclérose artérielle qui tuent aujourd'hui deux individus sur trois seront susceptibles d'être jugulés par un traitement médical simple (ce que quelques sages experts attendent dans quelques décennies seulement) ? Sans doute, la biologie se consacrera alors à l'étude de la vie humaine proprement dite, de la série d'événements déclenchés par la conception et s'achevant dans l'endormissement de la mort naturelle : hérédité, reproduction, naissance, croissance, vieillissement. Il s'agirait en quelque sorte d'une médecine tout entière consacrée à l'*ordre naturel.* Permettre aux hommes de naître sans erreur, de vivre la durée entière de leur vie telle qu'elle est programmée héréditairement, de croître harmonieusement, et de s'éteindre noblement et sans souffrance, seront ses prétentions essentielles. La génétique et la gériatrie, ses spécialités reines. Ce pourrait être une médecine gardant sa discipline expérimentale pour découvrir des champs naturels laissés en friche sous la pression des maladies.

Cette évolution de la médecine aura pour la condition humaine, nul ne peut en douter, plus d'importance que n'en a eue aucune des grandes déflagrations culturelles de son histoire, de la maîtrise du feu il y a 500 000 ans à l'industrie du siècle dernier, en passant par la révolution néolithique d'il y a dix milliers d'années. Mais cette médecine de demain sera, par sa nature même, exposée à un danger totalement inédit et redoutable. Elle peut être tentée de dépasser son but et, touchant à l'ordre naturel, de chercher à le déranger. Elle aborderait alors des domaines « illicites ». La manipulation des gamètes conservés dans le grand froid peut, par exemple, conduire à des appariements totalement inconnus et artificiels. De même, l'inventoriage des gènes pourrait susciter d'horribles tendances eugéniques.

Pour les biologistes contemporains, la mort est un événement salutaire puisqu'il contient l'expansion du règne vivant et assure le renouvellement des espèces. Le vieillissement n'est que l'usure biologique naturelle qui la précède. Accéder à la vie éternelle a été un grand rêve de l'humanité depuis toujours. Les manipulations génétiques vont-elles permettre d'y parvenir demain ? Les gènes gouvernant la durée de la vie humaine vont-ils pouvoir être modifiés de manière à assurer une jeunesse illimitée comme la voulait Faust, ou à conférer une vieillesse sans fin semblable à celle que les dieux accordèrent à Philémon et à Baucis ? La biologie s'engagerait alors dans des voies extravagantes et explosives. Ce que l'on peut prévoir en revanche sans grande audace est néanmoins déjà sidérant : la mise au point de thérapeutiques s'opposant au vieillissement, et neutralisant ses effets, et des manipulations du génome qui, ne cherchant pas à éviter la mort indispensable, réussiraient à allonger la longévité maximale humaine.

Devant de telles hypothèses, la médecine ne peut plus progresser sans qu'une nouvelle morale soit définie. « Un impératif se lève, qui annonce une morale [2]. »

Le triomphalisme médical suscité par trente glorieuses années de découvertes et de progressions ininterrompues buta dans les années 1975 sur les interrogations de sociologues habiles à déceler les premières lézardes d'un édifice flambant neuf. Celle

---

2. M. Serres, Préface *in* J. Testard, *L'Œuf transparent*, Paris, Flammarion, 1986, p. 16.

d'Ivan Illich fut sans doute la plus véhémente[3]. La croissance de la médecine, excessive selon lui, était devenue nuisible, « *contre-productive* », pour les malades comme pour la société. Par une activité débordant sa potentialité de guérison, la médecine était parvenue au paradoxe de se retourner d'abord contre le malade. Le gaspillage et la redondance des examens et des soins, l'inadéquation des gestes médicaux à l'état clinique, avaient mené à trois perversions majeures. La médecine, ayant perdu son caractère humanitaire, s'occupait désormais plus de maladies que de malades, compromettait la capacité autonome des hommes à affronter la maladie, et confisquait la mort en s'acharnant sans raison contre elle.

La médecine par ailleurs, emballée par l'économie de marché, dissipait des ressources précieuses, sans justification scientifique, et devenait dangereuse pour la société. Les sociétés nanties d'un système médical très coûteux sont impuissantes à augmenter l'espérance de vie. « Le niveau de santé ne s'améliore plus, remarquait Ivan Illich, alors qu'augmentent les dépenses médicales : il faut donc conclure soit à l'inefficacité globale croissante de l'entreprise médicale, soit que la société devient plus rapidement malsaine. Je crois pouvoir démontrer que, pour une bonne part, c'est la médecine actuelle qui rend la société plus malsaine[4]. » La médecine de demain serait donc exposée à être iatrogène au plan moral, médical et social. Une nouvelle Némésis, une nouvelle vengeance, se préparerait pour répondre à sa démesure.

Casser l'emballement inutile, se limiter à des investigations efficaces et à des soins radicaux, tout en les diffusant à l'ensemble de la planète, était la solution d'Illich et de ses disciples.

Le prix Nobel de médecine Macfarlane Burnet affirme de même que « toutes les exigences requises pour des soins médicaux rationnels avaient été satisfaites en 1955 et que, à l'heure actuelle, la tâche principale de la médecine consiste à s'assurer de la disponibilité dans le monde entier de la bonne médecine des années cinquante[5] ». S'en tenir donc à l'essentiel, rejeter l'innovation, prendre comme fin la redistribution de l'acquis.

---

3. I. Illich, *Némésis médicale*, Paris, Éd. du Seuil, 1976.
4. I. Illich, *op. cit.*, p. 48.
5. Macfarlane Burnet, *Le Programme et l'Erreur*, Paris, Albin Michel, 1982, p. 152.

Les remarquables progrès accomplis au cours des dix dernières années ont rendu la situation encore plus critique que ne l'avait prévu Ivan Illich. D'un côté la science médicale fait des avancées stupéfiantes et, de l'autre, la société ne parvient pas à suivre ce mouvement.

La plupart des maladies actuelles seront probablement maîtrisées dans quelques dizaines d'années. L'espèce humaine atteindrait ainsi quelque cent dix, cent vingt années de vie, une durée extrême, fixée par le programme génétique. Une augmentation supplémentaire d'une quarantaine d'années de vie n'est pas inconcevable au XXᵉ siècle, affirment certains spécialistes, si la recherche biologique se poursuit et si ses résultats sont exploités. Ces prévisions ahurissantes ne sont pas celles de nouveaux Nostradamus : les Centuries médicales sont écrites aujourd'hui par des médecins et des biologistes sages et clairvoyants.

Mais les entraves économiques n'ont cessé de s'accumuler en même temps que naissaient ces beaux espoirs. Les possibilités financières n'ont jamais été aussi limitées qu'aujourd'hui. Le décalage entre les possibilités de la science et l'inaptitude de la société à les mettre en pratique s'accentue régulièrement. Une césure de plus en plus profonde sépare la pensée scientifique, agile et clairvoyante, de l'organisation politique et sociale, gourde et empêtrée dans des difficultés folles. Notre société est menacée d'une sorte d'*apraxie*, de cet affreux désordre neurologique où la pensée est intacte mais l'exécution motrice impossible : d'un côté, dans les temples de la science, l'envol de la biologie et, de l'autre, auprès des lits de souffrance, une médecine minimale. Une déstabilisation dangereuse de la société en découlera avec, d'une part, les malades et vieillards les plus aisés, qui pourront bénéficier des découvertes et, de l'autre, les moins fortunés qui n'en connaîtront même pas l'existence.

Il apparaît donc urgent de proposer un programme de réparation. Les mesures adoptées jusqu'ici ont été davantage des colmatages décidés à la hâte sous la pression d'impératifs absolus que des traitements en profondeur. Le long terme semble effrayer les politiciens et les économistes. Les propositions de restructuration de l'économie de la santé sont pour la plupart extrêmes et naïves ou fragmentaires et inutiles. Elles oscillent entre le renforcement de la solidarité collective et l'amoindrissement de la protection sociale. L'accès à la médecine est devenu une des préoccupations majeures des sociétés occidentales, peut-être la première, au point que leurs citoyens acceptent d'y consacrer le quart de leur richesse, soit trois à quatre fois plus qu'aujourd'hui. Mais qui accepte de prendre en charge les ressources supplémentaires que réclament l'application des progrès de la science et les soins de la vieillesse ?

Admettons que le système de protection sociale reste ce qu'il est de nos jours. Il n'est que deux sources possibles de financement. Les citoyens d'abord, par l'intermédiaire de cotisations de Sécurité sociale, ou d'assurances privées complémentaires, ou encore d'un impôt spécifique. L'État ensuite, en menant une discrimination politique, ce qui signifie sacrifier d'autres activités. Le financement du système médical est-il, par exemple, compatible avec celui d'une défense nationale de haut niveau ?

On peut imaginer qu'une société humaine consacre à sa santé une fraction très importante de son produit intérieur brut, supérieure aux quelque 10 % qui paraissent aujourd'hui une limite infranchissable. Le carcan budgétaire actuel n'existe que parce que nous voulons assouvir d'autres besoins. Mais l'interdépendance des nations implique que toute nouvelle hiérarchisation de leurs dépenses soit universelle pour qu'elle aboutisse. Ce qui est très aléatoire, en tout cas dans le court terme.

L'État-providence, trop sollicité et trop engagé, n'a plus grande marge de manœuvre : la population productrice est affaiblie par l'insuffisance de la natalité, l'importance du chômage et la précocité des retraites. La capacité de restauration est compromise par l'adynamie de nombreuses entreprises et la faible croissance économique.

En réaction contre le rôle d'assistance joué par l'État, quelques hommes politiques et sociologues proposent que la santé échappe davantage à la régulation collective. Que les charges nouvelles induites par les progrès de la médecine soient l'affaire des individus. Mais comment accepter la conséquence inéluctable de cette évolution : les progrès profiteraient alors aux catégories sociales qui peuvent se les offrir : objectif inverse de celui de la Sécurité sociale, qui fut instituée aux lendemains de la Seconde Guerre mondiale dans le but d'offrir l'égalité sociale devant la maladie.

Le fonctionnement de cette institution généreuse est jugé favorablement par une majorité de citoyens. Les actes charitables de l'humanité sont trop exceptionnels pour envisager de les remettre en cause. La plupart des hommes politiques ont adopté cette attitude conservatoire. Le retour à une médecine sauvage non seulement ne répond pas aux nouvelles exigences du budget de la santé, mais constitue une régression morale inacceptable, l'anéantissement de la réalisation la plus digne de l'humanité.

La réflexion qui suit vise à dégager les règles médicales et sociales permettant l'épanouissement de la médecine contemporaine. Elle se situe aux antipodes de la Némésis médicale. Priorité est donnée à la recherche. De celle-ci dépendent en effet les progrès de la qualité de la vie, particulièrement sensibles aux troisième et quatrième âge, mais aussi les gains de productivité à tous les niveaux de l'exercice médical. Il n'est pas nécessaire de bousculer le système de protection sociale pour lui faire retrouver son équilibre. Le financement de l'innovation et de la prise en charge de la vieillesse peut être généré à l'intérieur même de l'organisation médico-sociale actuelle, à condition d'en endiguer les excès. A condition qu'à une médecine du gâchis succède une médecine de la raison strictement adaptée aux besoins réels de santé.

La priorité doit donc être donnée à la définition de nouvelles règles de conduite. Une consultation de tous les partenaires du système médical est nécessaire pour aboutir à un consensus. La régulation de cette médecine du diable qu'est devenue la médecine contemporaine ne peut être le fait ni des chercheurs scientifiques ni des dirigeants. Les premiers ne sont pas capables de hiérarchiser l'impact des découvertes, et les seconds n'ont pas pour mission d'en trouver les règles d'application. La morale du progrès scientifique ne peut qu'être une œuvre collective construite par des représentants de toutes les couches sociales.

La remise en ordre de la médecine doit être la grande entreprise nationale des dix prochaines années. Dante disait « qu'il n'est pas de grand qui n'ait cure de l'incendie[6] ».

6. Dante Alighieri, *La Divine Comédie, Le Purgatoire* : « *Chi è quel grande, che non par che curi l'incendio ?* »

PREMIÈRE PARTIE

LE CRIME DE VIEILLESSE

1. Rêves et certitudes
de longévité

Pendant la plus grande partie de leur histoire, les hommes n'ont pas vécu plus d'une trentaine d'années en moyenne. Au temps de la Rome antique, l'espérance de vie à la naissance est de 25 ans. Vers 1300, elle est de 30 à 35 ans. Sous la Révolution française, elle atteint 29 ans. En 1830, la moyenne de longévité des Français est de 38 ans pour les hommes et de 41 ans pour les femmes. Les mêmes durées de vie sont observées au même moment dans tous les pays ; l'adversité du destin l'emporte inexorablement sur les forces de vie.

Pourtant, la discordance entre les moyennes démographiques et la durée de certaines vies individuelles, la non-équivalence de la mort démographique et de la mort naturelle, évidentes depuis le début des temps, autorisaient des espérances de longévité. L'exemple des individus qui, échappant aux sorts mutilants de leur époque, parvenaient à la vieillesse, démontrait que les hommes étaient loin de vivre en moyenne le capital de vie qui leur était donné à la naissance. La liste des vieillesses réussies par leur longueur et leur alacrité a peut-être fait naître des sentiments d'injustice et d'inégalité. Mais elle a aussi démontré que l'espoir d'éviter les interruptions de la vie, et de remplacer la mort accidentelle par la mort naturelle n'était pas absurde. Que les hommes devaient pouvoir en quelque sorte accéder un jour aux droits biologiques conférés par leur naissance en vivant longtemps.

Les vieillesses exemplaires ont été particulièrement nombreuses chez les philosophes et chez les artistes. Ainsi, Platon mort à

80 ans pendant la rédaction de ses *Lois*, ou Caton l'Ancien arraché à son écriture à 85 ans, ou Plutarque éteint à 79 ans, ou Fontenelle et Voltaire disparus à 100 et 84 ans. Ou encore Victor Hugo, qui mena son « ultime combat du jour et de la nuit [1] » à 83 ans. Tels encore Michel-Ange achevant dans la huitième décennie de sa vie la construction du palais Farnèse, et Goya devenu graveur et portraitiste à 80 ans. Ou des musiciens, composant encore dans leur quatre-vingtième année, Telemann, Richard Strauss ou Saint-Saëns [2]. Il y eut aussi des princes, en plus grand nombre peut-être. Khindawitz est devenu roi des Wisigoths à 72 ans, Charlemagne a régné jusqu'à 72 ans, Célestin III, cent soixante-treizième pape, a commencé son pontificat à 85 ans en 1191 et est mort après 7 ans de règne. Les papes furent tous âgés, d'ailleurs, à partir du concile de Trente. « Sur les douze pontifes qui se succédèrent, deux furent élus à 53 et 55 ans, deux à 64, quatre à 70, un à 77 [3]. » Justinien Ier, empereur romain d'Orient, né en 482 et mort en 565, a été despote de 45 à 83 ans. Enrico Dandolo, né à Venise en 1110, doge à 82 ans, a trépassé à 95 ans. Tout en les enviant, on s'interrogeait sur l'état de ces vieillards. Fallait-il, en espérant vivre longtemps, courir le risque des avatars de l'âge, de la décrépitude intellectuelle et de la perte de la vigueur sexuelle et amoureuse ? Mais des exemples de vieillesse heureuse confortaient les aspirations à la longévité. Agrippa d'Aubigné ne s'était-il pas marié à 70 ans avec Renée Burlanachi, âgée de 50 ans ! et Ninon de Lenclos, morte à 86 ans, n'aurait-elle pas étendu la carrière de galanterie jusqu'à ses dernières années ? Elle aurait cédé à son dernier soupirant lors d'un de ses derniers anniversaires. « Je viens justement d'entrer dans ma quatre-vingt-unième année ; si le cœur vous en dit, vous êtes le maître [4]. » Le duc de Bouillon avait 66 ans en 1611 quand naquit son fils Turenne. M. de Senneterre était âgé de 80 ans lorsqu'il se maria en 1654. Le maréchal d'Estrées reconnaissait avoir 96 ans en 1663 lorsqu'il épousa une très jeune femme. Les

1. A. Maurois, *Olympio*, Lausanne, Éd. Rencontres, 1954, p. 258.
2. R. Aron-Brunetière, *Les Forces de l'âge*, Paris, Albin Michel, 1986.
3. S. de Beauvoir, *La Vieillesse*, Paris, Gallimard, 1970, p. 268.
4. R. Duchêne, *Ninon de Lenclos*, Paris, Fayard, 1984, p. 7.

passions tardives eurent parfois plus de force que celles de l'âge adulte. Telle celle de Mme de Maintenon pour Louis XIV qui, à 70 ans, se plaignait néanmoins à son confesseur d'avoir à coucher trop souvent avec le vieux roi. Ou celles de Goethe. Ou celles, plus connues peut-être, de Victor Hugo.

On ne s'étonne plus à notre époque que Picasso ait peint jusqu'à 90 ans, et Chagall jusqu'à 96 ans, l'année précédant sa mort. Dans les pays à la pointe du progrès scientifique et technique, l'espérance de vie en cette fin du XXe siècle n'a aucune mesure avec celle de nos ancêtres.

« La courbe des moyennes de longévité, explique Alfred Sauvy, s'est redressée au XXe siècle comme la tête d'un serpent, justifiant l'aspiration des générations éteintes [5]. » En 1903, l'espérance de vie à la naissance n'était que de 45 ans pour les hommes et de 49 ans pour les femmes. La longévité des Français atteignit 56 ans en 1933, puis 68 ans en 1963 ; aux mêmes dates, la longévité des Françaises devint encore plus spectaculaire : 62 et 75 années. Dans la France de 1983, la longévité moyenne est précisément de 70,9 ans pour les hommes et de 79,1 ans pour les femmes. Dans toute l'Europe occidentale, sur le continent nord-américain, au Japon, l'accroissement de la vie humaine est comparable. Le Japon est en tête, à la fois pour sa longévité masculine (74,5 ans) et sa longévité féminine (80,2 ans). Hong Kong occupe la deuxième place des statistiques féminines (79,9 ans). Pour les hommes, après le Japon, viennent la Grèce (73,6 ans), Hong Kong (73,5 ans), la Suède (73,5 ans) et les Pays-Bas (72,8 ans). Pour les femmes, après le Japon et Hong Kong, la Norvège (79,8 ans), les Pays-Bas (79,7 ans) et la Suède (79,1 ans) [6]. La moyenne de la durée de la vie humaine est ainsi devenue sensiblement égale aux records de longévité individuelle qu'ont espérés les générations passées. Comme le dit J. Fourastié, naguère « la mort était au centre de la

5. A. Sauvy, *Mondes en marche*, Paris, Calmann-Lévy, 1982, p. 21.
6. *Le Monde*, 26 janvier 1985, p. 11.

vie comme le cimetière au centre du village ; aujourd'hui, la mort est exilée aux marges de la vieillesse[7] ».

Le vieillissement caractérise la démographie du XXe siècle. La population française compte aujourd'hui 10 millions d'individus ayant plus de 60 ans (7 millions d'entre eux dépassent 65 ans, 600 000 ont plus de 80 ans, et 2 000 à 3 000 sont centenaires). La proportion des individus de 60 ans et plus atteint 18,1 % de la population. Ce pourcentage était de 7,1 % en 1780, de 10,1 % en 1810, de 12,3 % en 1830 et de 15,9 % en 1940. Les démographes prévoient un accroissement supplémentaire de ces chiffres. « Le nombre de sujets ayant plus de 60 ans passera à 12 millions en l'an 2000. L'augmentation s'accélèrera à partir de 2007 pour dépasser les 15 millions vers 2020 (23 à 27,8 %), avec l'arrivée à cet âge de la génération du " baby-boom " née en 1946. Le nombre des sujets ayant 85 ans ou davantage passera de 700 000 en 1985 à plus de 1 million en 2000 et à 1,4 million en 2020[8]. »

La tendance au vieillissement est particulièrement accusée en Europe de l'Ouest, aux États-Unis, en URSS et au Japon où le pourcentage d'individus dépassant 65 ans est respectivement de 14,3 % (pour l'Europe des Dix), 11,4 %, 10,1 % et 9,4 %. Le Canada, l'Australie et l'Europe de l'Est présentent des chiffres semblables. Aux États-Unis, avant 1810, le groupe de sujets âgés de plus de 65 ans constituait moins de 2 % de la population, soit près de cinq fois moins qu'aujourd'hui. Les femmes qui étaient âgées de 20 ans en 1900 avaient 54 chances sur 100 de vivre jusqu'à 65 ans, alors que les femmes âgées de 20 ans en 1976 avaient 84 chances sur 100 d'arriver au même âge. Quant à leurs chances de passer le cap des 85 ans, elles avaient plus que quadruplé au cours de la même période, passant de 8 chances sur 100 en 1900 à 35 chances sur 100 en 1976[9].

Dans la plupart des pays industrialisés, le vieillissement des populations est absolu et relatif. Absolu, car le nombre des sujets

7. J. Fourastié, *Les Trente Glorieuses*, Paris, 1979, p. 72.
8. D. Pollisar et V. Bengston, « Le très grand âge : contexte démographique et compétence des familles », *La Vie en plus*, Paris, Centre international de gérontologie sociale (CIGS), 1984, p. 195.
9. M.L. Lévy, *Populations et Sociétés*, juin 1985, n° 192.

âgés ne cesse d'augmenter. Relatif, car l'élargissement de la tranche vieillie de la population n'est pas compensé par celui des couches jeunes. Ce n'est que dans une partie restreinte de l'Europe méditerranéenne (en Grèce et au Portugal) et dans des terres sous-développées que le vieillissement, toujours réel en valeur absolue (c'est-à-dire en nombre de vieillards dans la population), est tempéré en expression relative (en terme de pourcentage de la population) par un grand nombre de naissances.

Les problèmes posés par cette évolution sont considérables. L'espérance d'une vie de 30 ans n'a été atteinte au Brésil, à Ceylan et en Inde qu'en 1900, 1920 et... 1938. Dans les deux premiers pays, la longévité dépasse aujourd'hui 60 ans. Elle atteindra ce chiffre cette année aux Indes. « Le nombre de sexagénaires dans ce pays (des individus de 60 ans et davantage) sera en 2034 environ sept fois supérieur au nombre actuel [10]. »

Chaque espèce vivante a une longévité particulière qui lui est propre et qui la caractérise au même titre que tout autre trait biologique.

Les *hédiondilla*, buissons du désert californien, vivent pendant plusieurs milliers d'années. Le langage courant les qualifie d'immortels. Des conifères du même désert peuvent aussi atteindre 1 000 ans. Les chênes sont centenaires. Les tortues de mer vivent 2 siècles, l'éléphant d'Asie 60 ans. L'orang-outang 50, la vache 30, le lapin et la chauve-souris vampire 13, et la musaraigne 2. Une ouvrière de ruche vit 3 semaines. Le papillon, quelques heures.

De grandes différences de durée de vie peuvent exister entre des espèces en apparence très proches. Les espèces végétales sont plus durables en moyenne que les espèces animales. A l'état naturel, la vie est communément arrêtée par un accident fortuit, un bouleversement de l'environnement ou l'intervention d'un prédateur. La

10. A. Sauvy, *La Fin des riches*, Paris, Calmann-Lévy, 1975, p. 43.

durée « maximale » de la vie propre à chaque espèce, génétiquement programmée, ne peut donc être mise en évidence que dans un milieu véritablement expérimental, serein, abrité des pressions délétères de l'environnement. Dans ces conditions, les fluctuations individuelles au sein d'une même espèce donnée sont assez faibles. La mort survient chez les individus du même âge, à une heure assez voisine. Il s'agit par opposition à la *mort actuelle*, accidentelle, d'une *mort naturelle* dont le moment est fixé, comme les propriétés fondamentales de chaque espèce vivante, par un programme héréditaire. Il s'agit en somme du cumul ultime, doux, progressif et inéluctable de l'usure biologique d'un être vivant. C'est un événement essentiel pour le renouvellement des espèces.

La vie humaine est si menacée par les maladies et les accidents qu'un nombre infime d'individus accèdent à leur longévité maximale, et profitent du capital de vie qui leur est donné à la naissance. Ils ne meurent pas du dernier sommeil, au terme de la longévité inhérente à l'espèce, mais disparaissent de manière critique, victimes d'agressions aléatoires qui écourtent leur destin naturel.

L'augmentation de la durée de vie humaine que l'on observe depuis le début de ce siècle peut-elle progresser encore et la longévité humaine peut-elle tendre vers la durée théorique maximale ? Rien ne s'y oppose fondamentalement, ainsi qu'il est dit plus loin.

La longévité maximale de l'espèce humaine ne peut pas être fixée aujourd'hui avec précision. On ne peut que l'estimer, l'imaginer, par les records de longévité des registres d'état civil de la planète. La doyenne des Français s'est éteinte le 21 juin 1986 à Lyon à l'âge de 112 ans ; elle était née le 24 janvier 1874 dans le Jura. Aux États-Unis, une dénommée Fanny Thomas est décédée en Californie en avril 1980 à 113 ans et 215 jours, et un certain George Washington White avait 111 ans en 1979[11]. Simone de Beauvoir, dans son essai sur la vieillesse[12] mentionne un Antoine-Jean Giovanni, né le 1er août 1860 à Zicavo en Corse et vivant encore à Grossa en 1969. En URSS, on prétend que certaines tribus caucasiennes vivent jusqu'à 150 ans... Mais cette allégation,

---

11. R. Walford, *La Vie la plus longue*, Paris, R. Laffont, 1983, p. 31.
12. S. de Beauvoir, *op. cit.*, p. 59.

non vérifiée et invérifiable, paraît aujourd'hui relever de la simple propagande. Il faut également se méfier des prétentions de faussaires : un certain Charlie Smith assurait avoir 140 ans. Il n'avait en fait que 104 ans en 1974, mais espérait profiter d'allocations exceptionnelles de la Sécurité sociale américaine.

La longévité humaine maximale peut être ainsi située, d'après les données démographiques dont on dispose, à quelque 110, 120 années. Dans quel état seront les hommes qui parviendront à ce terme ?

Dans quel état sont aujourd'hui les hommes qui atteignent des âges jadis inconcevables ? Une augmentation de 30 % de la vie humaine en moins d'un siècle est déjà, en soi, un phénomène remarquable. Mais il y a bien plus. L'augmentation de quelque 35 années de longévité moyenne a été obtenue sans que ce gain d'âge ne laisse trop de traces physiques et morales. Le temps intérieur a été en quelque sorte privilégié par rapport au temps extérieur : en vieillissant, les hommes ont curieusement rajeuni. Un siècle à peine nous sépare des décrépitudes de la quarantaine. Les individus atteignant cet âge étaient en majorité usés, éreintés par les maladies auxquelles ils avaient survécu. Les rares roquentins de la société leur paraissaient plus narquois qu'encourageants. L'usure était particulièrement grande dans les campagnes. « Les paysans français sont des espèces d'hommes qui commencent à dépérir avant quarante ans faute d'une réparation proportionnée à leurs fatigues. [...] Trente ans au XIIIe siècle, pour les paysans, c'est un très grand âge [13] », écrit encore Simone de Beauvoir. La situation n'était guère meilleure dans les classes sociales aisées. « Un roi de France qui meurt à 42 ans, tel Charles V en 1380, a la réputation d'un sage vieillard. » Dans ses *Causeries du lundi*, Sainte-Beuve rappelle que la reine Marie-Antoinette, au début de son règne, donnait aux femmes de cinquante ans le sobriquet de

13. S. de Beauvoir, *op. cit.*, p. 226.

« médailles », sans doute pour exprimer l'ataraxie de leur âge [14]. A partir de 30, 40 ans, les hommes et les femmes étaient considérés comme vieux, et se trouvaient vieux. Ils sentaient leur fin proche. Les barbons de Molière feraient aujourd'hui figure d'hommes jeunes et désabusés sans raison [15]. Arnolphe, prétendant déçu de *l'École des femmes*, est à 40 ans un vieillard déçu et pitoyable. Au même âge, Alceste, misanthrope, atrabilaire et amoureux, cache ses élans inappropriés dans une retraite désertique. L'Octave de Musset voudrait que ses compagnes partagent sa désillusion et qu'elles assagissent leurs vieux jours en se préparant à la rencontre de l'Au-delà.

« Quel âge avez-vous ? demande-t-il à Marianne. — Dix-huit ans. — Vous avez donc encore cinq à six ans pour être aimée, huit ou dix pour aimer vous-même, et le reste pour aimer Dieu [16] ! »

L'espoir d'atteindre des âges avancés était infime. La société, ayant peu l'habitude des vieillards, ne faisait rien pour les quelques décrépits qui arrivaient à dépasser la cinquantaine. L'inconfort des demeures, l'enraidissement des articulations, l'impossibilité de maîtriser un cheval, clouaient les personnes âgées dans leur lit ou leur fauteuil tant chez les paysans que chez les citadins. Ces derniers ne pouvaient plus user de carrosses dont les suspensions étaient notoirement insuffisantes pour un long parcours. Leurs os risquaient d'être brisés. Les demeures seigneuriales, les cours, étaient édifiées sur de grandes surfaces, sans réaliser que les distances tiendraient les vieillards à l'écart. « Les itinéraires de la Cour demandaient aux seigneurs, aux dames, aux secrétaires et aux valets, une résistance qui devait vite faire défaut aux hommes un peu fatigués par l'âge [17]. » Bref, à partir de 50 ans, les gens fatigués redoutaient la vie de leur époque qui exigeait une grande dépense d'énergie physique. Ils s'immobilisaient et se fossilisaient. « Aux alentours de la cinquantaine, l'activité de l'homme se ralentissait. Il faisait déjà figure de vieillard, que les hommes trompaient et

14. C.A. Sainte-Beuve, *Premiers Lundis*, Paris, M. Lévy Frères, 1875, 2ᵉ éd., p. 2.
15. J. Bernard, *Grandeurs et Tentations de la médecine*, Paris, Buchet-Chastel, 1973, p. 174.
16. A. de Musset, *Les Caprices de Marianne*.
17. Ph. Ariès, *Histoire des populations françaises*, Paris, Éd. du Seuil, 1971, p. 376.

bafouaient. S'il avait du bien, il quittait la ville pour se retirer dans ses terres. Il allait parfois au couvent, entrait dans les ordres pour se préparer à la mort. En tout cas, il ne participait plus à la vie active [18]. » Avant de mourir biologiquement, les hommes mouraient socialement.

Aujourd'hui, les hommes de la cinquantaine sont actifs, encore indemnes des vicissitudes du temps. 15, 20 années de labeur sont encore devant eux, maintenant leur créativité. Le blanchissement des cheveux, l'embonpoint, le tassement et l'essoufflement ne sont plus les attributs inévitables de l'âge. Dans une pièce de boulevard de l'entre-deux-guerres, il y a donc 50 ans, une femme voilée, après avoir séduit son compagnon, s'effraie toujours sous son voile :

« Monsieur, il me faut vous faire un aveu terrible ! Quelle chute ce sera pour vous ! J'en tremble. — Qu'y a-t-il donc, madame ? — Monsieur, figurez-vous que j'ai cinquante ans ! »

« L'effet dans la salle était intense, raconte Sauvy. Aujourd'hui, cet aveu ne créerait aucune émotion. Si l'on voulait rejouer la pièce, il faudrait ajouter vingt ans à la dame, car on ne renonce pas à la séduction à ce qui peut être la moitié seulement de la vie [19]. »

Nombre d'hommes et de femmes âgés de 70, 80 ans, connaissent ainsi la qualité de la vie qui était autrefois réservée à des personnages exceptionnels. La civilisation est parvenue à changer des rêves de longévité en certitudes. Atteindre la « longévité maximale », caractéristique biologique de toute espèce vivante, appartient désormais au domaine des possibles. Les hommes, transformant en un siècle des millénaires d'histoire, s'apprêtent-ils demain tous à souffler leur centième bougie ?

18. Ph. Ariès, *Histoire des populations françaises*, Paris, Éd. du Seuil, 1971, p. 376.
19. A. Sauvy, « La vie en plus », *La Vie en plus, op. cit.*, p. 32.

2. La médecine, cause de longévité

Le premier gain appréciable de longévité survenu au XIXe siècle ne peut être expliqué par le progrès médical. La durée de la vie humaine a en effet augmenté avant que la médecine et la biologie n'aient fait de progrès décisifs, sous la seule influence d'une amélioration générale des conditions de vie. La mortalité générale dans les hôpitaux de Paris, par exemple, fut réduite de moitié par simple isolement des malades, séparation de la médecine septique et de la chirurgie, aération et lavage des salles. Ces seules mesures, que l'on peut qualifier d'hygiéniques, suffirent à réduire de moitié la mortalité : en 1805, 1 malade sur 5 décédait dans les hôpitaux, 1 sur 11 seulement en 1850.

De même à New York, à la fin du XIXe siècle, donc bien avant que l'on ne dispose d'une véritable thérapeutique, la mortalité liée à la tuberculose était réduite de moitié en quelques décennies par des mesures de salubrité diminuant la contagiosité et augmentant les défenses naturelles : destruction des taudis, purification des eaux et équilibre alimentaire. Il suffit encore d'une nourriture fraîche pour prévenir le scorbut ou d'adjoindre systématiquement de l'iode aux eaux de boisson, comme on le fait en Suisse, pour éviter les goitres. De même, des épidémies infectieuses peuvent être enrayées par des mesures générales de prévention, comme l'isolement, la quarantaine ; le grand incendie de Londres l'avait prouvé en 1666, qui tua les rats porteurs de peste !

De nos jours encore, l'hygiène est source de santé. Des précautions diététiques parviennent à changer des caractères que l'on croyait figés par l'hérédité (la taille des Japonais par exemple), et diminuent la fréquence de certaines maladies (l'athérome des artères du cœur est sans doute évitable par un régime dépourvu de graisses animales, comme l'hypertension artérielle peut être améliorée par une alimentation sans sel). Le contrôle du poids corporel et les exercices physiques modérés paraissent avoir une action bénéfique sur l'infarctus cardiaque.

L'hygiène est une stratégie d'avenir pour ceux qu'inquiète la médecine scientifique. Ne conviendrait-il pas, selon eux, d'intensifier et de diffuser des mesures de salubrité générale plutôt que de favoriser la biologie ? Les premières sont efficaces en toute certitude et relativement peu coûteuses, les secondes sont aléatoires et dispendieuses. « L'analyse des tendances de la morbidité montre que l'environnement général (notion qui inclut le mode de vie) est le *premier* déterminant de l'état de santé global de toute population. Ce sont l'alimentation, les conditions de logement et de travail, la cohésion du tissu social et les mécanismes culturels permettant de stabiliser la population, qui jouent le rôle décisif dans la détermination de l'état de santé des adultes et de l'âge auquel ils ont tendance à mourir [1] », écrit Ivan Illich.

Les pratiques hygiénistes ont sans doute joué un rôle important dans l'amélioration du mode et de la durée de vie au siècle dernier. Elles doivent être mieux diffusées aux continents sans richesse et sans médecine. Mais compter sur l'hygiène dans les pays développés pour des gains supplémentaires de santé et de longévité est un non-sens. Le discours d'Illich vaut pour la partie défavorisée de la terre, mais non pour ses régions économiquement fortes. L'hygiène n'est pas une discipline à part entière. Elle n'a été d'abord qu'empirique, ses principes s'accumulant en fonction d'observations fortuites et imprévisibles. Elle procède aujourd'hui intégralement du raisonnement scientifique. Pour développer l'hygiène, il faut d'abord amplifier la médecine. Les exemples de l'athérosclérose et de l'hypertension artérielle illustrent bien cette chronologie. Les règles diététiques visant à prévenir l'athérosclé-

____

1. I. Illich, *op. cit.*, p. 24.

rose n'ont été systématisées que lorsque l'on connut la chimie des phénomènes du plasma et des cellules artérielles impliqués dans le début de cette maladie. De même, la prévention de l'hypertension artérielle par la restriction du sel alimentaire n'est que la conclusion d'aval d'une longue série de démonstrations épidémiologiques, cliniques et expérimentales. L'hygiène serait condamnée à stagner s'il n'y avait les découvertes biologiques fondamentales qui la sous-tendent ; elle ne peut donc être prise comme seul facteur de longévité. L'approche scientifique adopte au contraire une stratégie de progrès, permettant d'envisager des améliorations nouvelles de la santé et donc une prolongation supplémentaire de la durée de vie humaine.

La pathologie infectieuse a été le premier champ d'application de la médecine scientifique et la meilleure démonstration de son efficacité. En 1900, les maladies microbiennes et virales étaient la première cause de mortalité, faisant disparaître une large fraction (35 à 40 %) de la population européenne. Les cancers ne couvraient alors que 3,7 % de mortalité. Les hommes disparaissaient sous l'action des germes infectieux, avant que les cancers, maladies tardives, n'aient eu le temps de se manifester. Aujourd'hui, la plupart des infections étant maîtrisées, le cancer est une cause majeure de la mortalité, responsable de plus d'un tiers des morts naturelles. Les supporters de l'hygiène se réjouissent des améliorations qu'elle entraîne, l'une d'elles étant la réduction de la mortalité infantile française de 176 $^0/_{00}$ en 1875, à 106 $^0/_{00}$ en 1912, en l'absence même d'antibiotiques[2]. Mais il ne s'agit là que d'améliorations dérisoires. Virus et microbes, avant la découverte des vaccins, des sulfamides et des antibiotiques, étaient des menaces de tous les instants, planant au-dessus de toutes les têtes. Les enfants, même petits, étaient frappés avec une cruauté inouïe, et l'importance de la mortalité infantile rendait largement compte

---

2. A. Armengaud, *La Population française au XIXe siècle*, Paris, PUF, 1971, p. 55.

de la brièveté statistique de la vie. « L'enfant de notre temps, dit Jean Bernard, est un être unique, irremplaçable qui ne meurt plus pendant l'enfance, qui ne doit pas mourir[3]. » Au XIXᵉ siècle, malgré les premières mesures d'hygiène, 1 enfant sur 5 mourait encore avant l'adolescence et plus du tiers disparaissait avant la vingtième année ! Les mères et les médecins étaient habitués à ces hécatombes. Comme le dit aussi F. Braudel : « Il fallait deux enfants pour faire un homme. La mort était au cœur de la vie quotidienne comme l'église au centre du village[4]. » Aucune famille n'était à l'abri des germes et des virus meurtriers. Les nobles et les riches ont payé le même tribut que les pauvres. Les répercussions furent parfois dramatiques sur le cours de l'histoire, provoquant notamment des crises de succession. La dynastie capétienne s'éteignit parce que les trois fils de Philippe IV le Bel (Louis X, Philippe V et Charles VI) moururent à la trentaine sans qu'aucun de leurs fils soit encore en vie. La succession des Bourbons connut à la mort de Louis XIV des malheurs semblables. La couronne dut passer à son arrière-petit-fils peu préparé à affronter le choc de la Révolution. Pour assurer les descendances, pour se donner la chance d'avoir quelques enfants, parfois un seul, qui échappent aux microbes et aux famines, les mères ne cessaient d'enfanter. Une douzaine d'enfants n'était pas exceptionnel. Louis IX le Saint eut 11 enfants, Philippe IV le Bel 7, Charles VI le Fou 12, Charles VII 13, Henri II 10. Napoléon Bonaparte a eu 11 frères et sœurs ; 4 d'entre eux sont décédés avant 1 an. Victor Hugo écrivait peu de temps avant sa mort toute son anxiété à disparaître sans enfant devant lui : « Dans cette ombre où je vais, Dieu m'ôte la famille[5]. »

Jusqu'à la fin du XIXᵉ siècle, les enfants naissaient et disparaissaient si vite qu'ils ne comptaient pas. La mortalité infantile engendrait la dépravation. On abandonnait les enfants gênants,

---

3. J. Bernard, *L'Enfant, le Sang et l'Espoir*, Paris, Buchet-Chastel, 1984, p. 8.
4. F. Braudel, *L'Identité de la France*, t. II, *Les Hommes et les Choses*, Paris, Arthaud/Flammarion, 1986.
5. V. Hugo, *Depuis l'exil. Actes et Paroles*, t. III, p. 201.

avec une banalité qui nous stupéfie aujourd'hui. Des hôpitaux, comme l'hôpital Saint-Vincent-de-Paul à Paris, étaient connus pour leur vocation de recueil. Comment peut-on concevoir, à notre époque où l'enfant est devenu roi, que 35 000 enfants furent abandonnés chaque année de la première moitié du XIXe siècle (452 749 abandons furent recensés à Paris de 1824 à 1833)! L'état de ces enfants était si précaire lors de leur découverte que plus de la moitié disparaissait malgré les soins qui leur étaient donnés [6].

La pathologie infectieuse et la malnutrition touchent aussi les adultes. En sus des infections endémiques autres que la tuberculose s'ajoutait le danger presque imparable et imprévisible des épidémies. On ne peut oublier que la peste a fait mourir 200 à 250 millions d'hommes et de femmes en Chine et en Europe du XIVe au XVIIIe siècle. Qu'à la fin du XIXe siècle, au début de l'ère industrielle, la France, comme tout pays européen, est un bouillon de culture virulent auquel il est difficile d'échapper. La variole, malgré les premières tentatives de vaccination, provoqua 17 680 morts en France de 1869 à 1873. Le choléra décima l'Europe à partir de 1832 ; des milliers de décès sont enregistrés lors des épidémies suivantes, en 1865, 1873 et 1884. Le typhus accompagna chaque bataille où il fit plus de morts que les armes, tant chez les militaires que chez les civils [7]. La dénutrition aggrava les épidémies. Les rapports affligeants des conseils de révision témoignèrent de la fragilité humaine encore au siècle dernier. Près du tiers des conscrits furent renvoyés à leurs foyers pour une insuffisance générale ou une difformité. En France, de 1841 à 1845, 69 267 conscrits sur 880 927 furent éliminés pour leur taille, inférieure à la limite exigée par le recrutement, pourtant fixée à 1,56 mètre seulement. Et pour 1 000 recrues acceptées de 1825 à 1829, il fallut en exempter 765 pour des difformités ou des incapacités physiques autres que le défaut de taille [8].

6. A. Armengaud, *op. cit.*, p. 21.
7. J.-C. Sournia et J. Ruffié, *Les Épidémies dans l'histoire de l'homme*, Paris, Flammarion, 1984.
8. A. Armengaud, *op. cit.*, p. 44.

Les sulfamides et les antibiotiques, les vaccins et les sérums, ont mis fin à la pathologie infectieuse. Quelques maladies microbiennes échappent encore au traitement et plusieurs maladies virales sont résistantes, mais les hommes sont désormais solidement défendus contre la mort par infection. L'hygiène protège sans certitude et ses résultats ne sont appréciables que par comparaison de moyennes sur un nombre élevé d'individus. Dans la pathologie infectieuse, la médecine scientifique est efficace sur chaque malade.

La puissance de la médecine l'a rendue transparente. Ses grands prêtres cachaient autrefois leur ignorance derrière des accoutrements et des charabias inaccessibles. Des réussites médicales éclatent aujourd'hui à la une de toutes les actualités. La santé, les soins du corps, sont devenus préoccupations essentielles de notre société.

La chirurgie tient encore la première place des victoires. Les chirurgiens, comme le dit J. d'Ormesson, sont toujours des « mécanos du Bon Dieu », aux mains expertes et pensantes, capables d'éloigner la mort, voire de substituer à l'organe vivant un organe mécanique[9]. 400 000 prothèses osseuses, 15 000 valves cardiaques, 15 000 prothèses vasculaires et 20 000 stimulateurs cardiaques sont posés chaque année en France[10].

La médecine bénéficie également des progrès technologiques de notre époque. Des pompes implantables peuvent distribuer à l'organisme les quantités d'hormones ou de médicaments strictement adaptées à ses besoins, la distribution de ces produits étant guidée par une micro-informatique. L'insuline surtout, certains médicaments du cancer, sont dès maintenant administrés ainsi. On peut disposer, autre exemple, de sang et de peau artificiels. Les calculs rénaux peuvent être désintégrés par des ondes de choc extra-corporelles. Les artères coronaires sont dilata-

---

9. J. d'Ormesson, *Congrès de la société française de chirurgie*, Paris, 1986.
10. J. Y. Naux, « A l'ère de l'organe artificiel », *Le Monde*, 2-3 décembre 1984, p. VII.

bles par un cathéter porteur d'un ballonnet gonflable que l'on introduit par voie percutanée. Les lésions du cœur peuvent être détruites par maints procédés, cryochirurgie, laser, fulguration endocavitaire (c'est-à-dire faite de l'intérieur des cavités cardiaques), courant à radiofréquence, micro-ondes. Des sondes filiformes explorent sans souffrance et sans danger les organes les plus profonds du corps humain. Des reins artificiels, miniaturisés, fonctionnent à domicile. Rares sont aujourd'hui les maladies qui désarment les médecins.

Mais, surtout, la biologie et la médecine connaissent aujourd'hui les clefs de la victoire. Les difficultés et les lenteurs de la médecine ont parfois été expliquées par une particularité de l'organisation de l'esprit humain qui le rendrait plus apte à percevoir la structuration du monde extérieur que celle du monde intérieur. « Nous avons, écrit Alexis Carrel, une sorte de répugnance à aborder l'étude si complexe des êtres vivants et de l'homme. Nous nous plaisons à retrouver dans le cosmos les formes géométriques qui existent dans notre conscience [11]. » « L'intelligence, disait aussi Bergson, est caractérisée par une incompréhension naturelle de la vie [12]. » Un langage précis, élaboré au contact des réalités objectives du vivant, remplace de nos jours ces interprétations chargées d'émotion et d'impressions. La lenteur de la biologie n'est due qu'à deux données bien définissables. Tout d'abord à la grande complexité et donc imprévisibilité du monde vivant, son « bricolage », comme le dit F. Jacob [13], qui le rendent moins accessible que l'inorganique. Ensuite, à ce que le monde qui nous entoure se laisse mieux analyser que celui qui nous compose. Les principales limitations de la biologie furent dissipées dès que l'on sut résoudre ses difficultés, dès que surtout on sut appliquer la chimie à l'étude du vivant. « Tout se ramène à l'élément... La science a montré clairement que c'est toujours à cet élément ou à cet organisme élémentaire qu'il faut arriver si l'on veut comprendre les phénomènes de la vie dans l'ensemble

---

11. A. Carrel, *L'Homme, cet inconnu*, Paris, Plon, 1935, p. 9.
12. H. Bergson, *L'Évolution créatrice*, p. 179.
13. F. Jacob, *Le Jeu des possibles*, Paris, Fayard, 1981, p. 80.

et c'est toujours sur cet élément qu'il faut agir si l'on veut modifier l'ensemble [14]. » Claude Bernard a livré à la biologie ses recettes de succès. Un inventaire réductionniste des caractères physico-chimiques du vivant garantit l'avenir de la biologie. La médecine est assurée d'une réussite proportionnelle à ces découvertes fondamentales, car les progrès thérapeutiques dépendent de la connaissance des changements moléculaires induits par la maladie : la correction s'effectue à façon, à partir de l'inventaire des lésions pathologiques.

Le mécanisme d'action des hormones sur leurs organes cibles est une excellente illustration de l'approche réductionniste. Considérons les hormones qui agissent au niveau de la membrane des cellules. Elles sont d'abord, première étape, véritablement happées par un « récepteur » chargé de les reconnaître. Chaque « récepteur » est une molécule structurée de telle façon qu'elle peut s'associer à une hormone. Le complexe hormone-récepteur est inactif par lui-même. Il exerce un effet biologique par l'intermédiaire de messagers, dits deuxièmes messagers, produits par l'activation d'enzymes membranaires particulières. Deux groupes d'enzymes sont impliqués dans ce travail (cyclases et phospholipases C). On a découvert depuis quelques années qu'entre les récepteurs et les enzymes se situent d'autres protéines assurant une forte régulation sur ces dernières (les protéines G). La connaissance de cette cascade biologique, la dissection des événements membranaires, permet de s'opposer à l'action des hormones et de concevoir des médicaments. Des blocages chimiques peuvent être effectués au niveau de chaque étape, du récepteur au deuxième messager, comportant chacun une potentialité thérapeutique. Un dérangement important de l'hypertension artérielle primaire vient d'être découvert au niveau du complexe de la phospholipase C. Celle-ci corrigée, on peut espérer des perspectives thérapeutiques.

L'adoption des principes expérimentaux et réductionnistes joints à l'utilisation des procédés d'analyse à l'échelle microsco-

14. Cl. Bernard, *Principes de médecine expérimentale*, Paris, Masson, 1962, p. 391.

44

pique permet de prévoir que la médecine dominera prochainement les maux le plus souvent mortels de nos jours.

Le cancer et l'artériosclérose éprouvent et malmènent notre société qui ne redoute plus les épidémies, mais qui s'angoisse à l'idée de périr rongée par des cellules folles ou d'être terrassée par des « attaques » et des infarctus. L'Occident vit dans la crainte des toxiques, des radiations et des virus cancérigènes, et dans l'obsession de posséder des artères souples. La terreur fondamentale, existentielle, de notre temps, est d'être la proie de ces maladies tissulaires compliquées, cancéreuses et artérielles, contre lesquelles la médecine ne peut à peu près rien, qui tuent 2 individus sur 3 et que les médecins dénomment encore « maladies dégénératives » comme pour affirmer leur terrible pronostic.

Pour la première fois cependant pointe l'espoir. Le cancer n'est plus « un horrible crabe, un malin, un diable », rongeant avec boulimie le corps des hommes qu'il rencontre. La sclérose artérielle n'est plus « bouillie », encrassement lié à l'usure, aux frottements sanguins et à l'âge. L'une et l'autre de ces maladies sont interprétées comme des désordres chimiques, des perturbations de l'organisation physique et chimique de quelques molécules constitutives du corps humain. Rien ne s'oppose donc en théorie à ce que les causes de ces maladies meurtrières puissent être comprises. Reconnaître les perturbations cellulaires provoquant la folie du cancer ou la rigidité de la paroi artérielle n'est question que d'efforts de recherche et de temps. Une accélération fantastique de la science se produit depuis peu dans ces domaines, et l'on pressent l'imminence de nouvelles victoires.

De la même façon, les succès thérapeutiques résultent de la correction des dégâts chimiques de la maladie ; un médicament n'est qu'une molécule exogène corrigeant ou remplaçant une autre molécule, endogène et défectueuse. L'habitude de consommer des médicaments gêne la prise de conscience de leurs mécanismes d'action. Pourtant que de victoires remportées dans ce domaine depuis quelques dizaines d'années ! Les médicaments passés sont souvent nés de recherches systématiques et empiriques. Les médicaments de l'avenir, conçus à façon, selon la méthode réductionniste, pour corriger spécifiquement les dégats induits par la maladie, accéléreront les réussites.

2 000 savants, réunis en 1983 sous l'égide de l'Agence japonaise de la science et de la technologie, viennent de rendre publiques leurs conclusions concernant les 20 à 25 prochaines années [15].

De nouveaux modes de vaccination par molécules artificielles pourraient être mis au point en 1992. Les premiers traitements efficaces des infections virales pourraient être disponibles en 1993. Les mécanismes des réactions immunitaires pourraient être définitivement élucidés en 1995. Une enquête de 1981 dresse le tableau d'une pharmacopée de l'an 2000, maîtrisant la plupart des fléaux de notre temps, et de substances psychotropes capables d'interférer avec de nombreux comportements [16]. Les mécanismes du cancer et de la sclérose artérielle devraient pouvoir être totalement perçus à la fin de ce millénaire. Des médicaments sans faille devraient suivre 20 à 40 années après. La marge d'erreur admise dans ces prévisions est de 4 à 9 ans.

Même si l'on ne retient que les délais les plus pessimistes, c'est dans une génération que ces extraordinaires performances thérapeutiques paraissent pouvoir être atteintes. A quelle longévité et à quels nouveaux avatars les hommes seront-ils alors exposés ?

Malgré les succès de la médecine scientifique, la longévité progresse faiblement aujourd'hui. L'espérance de vie des Français, comme celle des citoyens de toutes les nations civilisées, a gagné à peine 2 ans au cours des 20 dernières années. Ce piètre résultat contraste avec l'ampleur des recherches qui ont été effectuées et avec le coût de l'appareil de santé. Il démontre l'insuffisance du rendement de la médecine scientifique contemporaine et est souvent invoqué comme argument justifiant l'arrêt de la médecine

15. W. A. Check, « New drugs and drug-delivery systems in the year 2000 », *Amer. J. Hosp. Pharm.*, 1984, n° 41, p. 1536.
16. M. Salomon, *L'Avenir de la vie*, Paris, Seghers, 1981, p. 24.

scientifique et le retour à des pratiques sanitaires générales. En fait, si la mortalité stagne et la longévité plafonne entre 70 et 80 ans, c'est que, dans 2 cas sur 3 en moyenne, surviennent à cette période de la vie, deux affections contre lesquelles on est encore démuni.

Des progrès considérables ont été enregistrés à l'égard de ces deux maladies. A l'encontre du cancer d'abord, puisqu'on dispose à l'heure actuelle de traitements (radiothérapie et chimiothérapie) qui maintiennent en vie plus de 5 ans 1 malade sur 2, quels que soient la variété et le degré d'extension du cancer. A l'encontre des maladies cardio-artérielles, des thérapeutiques très utiles et efficaces ont également été mises au point, si bien que la mortalité des formes aiguës de l'infarctus du myocarde par exemple est de 6 % aujourd'hui, alors qu'elle était de 25 % il y a 20 ans, que 2 hypertensions artérielles sur 3 sont contenues par un seul médicament antihypertenseur, que la mort subite liée à un accident cardiaque a également diminué dans des proportions considérables et que la fréquence des ictus cérébraux mortels a diminué de 46 % en 15 ans [17]. Les traitements radicaux du cancer et de l'artériosclérose n'étant cependant pas encore découverts, ces deux maladies finissent par l'emporter et constituent des causes invincibles à ce jour de disparition.

Mais les perspectives dégagées par les dernières connaissances biologiques permettent d'affirmer qu'il n'en sera pas toujours ainsi, et que l'accroissement de la longévité humaine va reprendre. Quelle va être la durée de la vie des hommes du XXIe siècle lorsque cancer et artériosclérose seront accessibles à la thérapeutique ? Une augmentation supplémentaire d'une quarantaine d'années, donc égale au gain acquis pendant les deux premiers siècles n'est pas inconcevable, affirment certains spécialistes. La médecine du futur, il est facile de le prévoir, sera amenée à changer d'objet par rapport à aujourd'hui. Les maladies apparaissent comme des accidents plaqués en quelque sorte sur le cours intrinsèque de la vie. Lorsque les grandes maladies

---

17. N. de Luna, *Le Quotidien du médecin*, 9 août 1984, n° 3238, p. 1.

seront maîtrisées, la médecine s'intéressera tout naturellement à la vie proprement dite, de la naissance à la mort. Les extrêmes de la trajectoire de la vie seront des cibles particulièrement privilégiées. Le déclenchement de la vie dans des éprouvettes par la fusion des gamètes conservés au grand froid, le déchiffrage des programmes génétiques et l'inventoriage des gènes délétères, ainsi qu'on commence à le faire, esquissent la médecine pédiatrique de demain. Celle-ci sera avant tout une médecine de prévention plus que d'action, la forme la plus sophistiquée de l'exercice médical. A l'autre extrémité de la vie, des dizaines d'années de vieillesse, gagnées par l'éradication des maladies de l'âge adulte, occuperont la majorité des médecins, rescapés du chômage induit par les succès thérapeutiques, et devenus par nécessité gériatres et biologistes du vieillissement. Leur finalité ne sera pas d'accéder au vieux rêve impossible et illicite de conférer à tous une vie éternelle. La médecine de demain, en fait, ne sera pas différente de celle d'aujourd'hui. Elle visera simplement à assurer le déroulement heureux de l'ordre naturel, à faire en sorte que les hommes vivent noblement la longévité maximale qui leur est conférée par le statut de l'espèce à laquelle ils appartiennent. Cette prédiction repose sur la découverte des mécanismes intimes du vieillissement et la certitude qu'on saura trouver un jour des remèdes qui s'y opposent. Les gériatres de demain chercheront à ce que les hommes puissent vieillir simplement dans la félicité sans que les misères et les tristesses de l'âge compromettent les gains en années dus aux victoires de la médecine sur les maladies, et à s'éteindre sans souffrance.

3. Le temps intérieur

DES REMÈDES AU VIEILLISSEMENT ?

La médecine contemporaine a entrepris de faire plus que combattre les maladies. Elle vise à comprendre l'organisation intrinsèque de la vie en analysant ses différentes étapes, de la conception à la vieillesse.

Les analyses du vivant ont beaucoup négligé jusqu'ici la quatrième dimension, celle du temps qui passe. Les biologistes, oublieux du temps, ont surtout étudié la vie par des analyses statiques et discontinues. Ils ont été plus photographes que cinématographes : la nature et l'agencement de l'organe ont été fouillés sur des structures figées, artificiellement isolées de la dynamique de la vie.

Pourtant, l'objectif des sciences du vivant est par essence changeant et temporel, l'écoulement du temps remodelant continuellement les formes vivantes et leurs fonctions. Des biologistes qui ignorent que toute cellule vivante évolue dans le temps, par son développement d'abord puis par son vieillissement, sont aussi incongrus que des astronomes instruits de l'organisation des systèmes sidéraux, passionnés par les cartes célestes, mais qui se désintéressaient des processus de naissance et de mort des astres.

La biologie de notre époque s'est mise à l'étude des phénomènes transitionnels. Une phénoménologie du mouvement biologique est née. Les changements dépendant spécifiquement de l'écoulement du temps, survenant en toile de fond continue derrière les transformations labiles liées aux activités fonctionnelles éphémères, sont désormais étudiés.

L'analyse du vieillissement commence à peine, mais progresse vite. Non seulement à l'encontre des manifestations extérieures de l'âge, témoignages superficiels, insuffisants et inconstants de « la profondeur du temps vécu [1] ». Mais encore au niveau chimique le plus fin, dans un extraordinaire effort de compréhension de la lente désorganisation du vivant qui prend place dès la fin de la croissance pour mener progressivement, insidieusement, et inexorablement, à la mort naturelle. Du temps irréversible de Boltzmann qui tire vers la fin. Les biologistes sont parvenus aux prémices d'un nouveau chapitre de la connaissance du vivant. En possédant « une vue optique des années situées dans la perspective déformante du temps [2] », en arrivant à comprendre intimement l'empreinte du temps sur l'organique, les médecins se donnent une nouvelle possibilité d'intervenir sur des éléments naturels. Faute de pouvoir modifier le temps biologique, ils se préparent à amender ses conséquences ou même à les supprimer. Un gain supplémentaire de longévité est à peine espéré en maîtrisant les grandes maladies, que les médecins se penchent sur la thérapie du vieillissement.

Avec des chances de succès, comme on va le voir : les hommes du XXIe siècle auront peut-être le double privilège de vivre longtemps et de vieillir sans mal.

La vieillesse ou le cancer ?

Les choix de la vie sont limités. Une cellule vivante ne peut hésiter qu'entre deux destins. Le vieillissement ou la cancérisation sont les deux seules possibilités qui lui sont offertes. Tout se passe comme si son orientation dépendait du respect du programme de travail mis en place lors de la différenciation. Une cellule qui tra-

1. M. Proust, *A la recherche du temps perdu. Le Temps retrouvé*, Paris, Gallimard, « Bibl. de la Pléiade », 1954, p. 925.
2. M. Proust, *op. cit.*

vaille à la tâche qui lui est assignée par l'hérédité, n'a d'autre évolution que de vieillir et de mourir. Une cellule qui perd sa spécification sous l'effet du cancer et qui retrouve un « aspect de jeunesse », son « aspect embryonnaire » comme le disent les cytologistes, qui n'assure plus le labeur spécifique qu'elle devait entreprendre, ne vieillit pas et ne meurt pas. La cellule cancéreuse est une cellule immortelle.

La compréhension des mécanismes du cancer facilitera donc grandement celle des rouages du vieillissement, et inversement ; le vieillissement et le cancer sont deux phénomènes inséparables.

Un chirurgien lyonnais du début de ce siècle, Alexis Carrel, croyait que toute cellule somatique, à condition qu'elle soit isolée de son organisme d'origine et incubée dans un milieu de culture lui délivrant tous les nutriments qui lui sont nécessaires, peut se diviser et se multiplier sans fin. « Les colonies (cellulaires) provenant d'un fragment de cœur extirpé à un embryon de poulet au mois de janvier 1912 s'accroissent aussi activement aujourd'hui qu'il y a 23 ans. En fait, elles sont immortelles[3] », proclamait-il sans hésitation. Les causes de l'arrêt des divisions cellulaires, c'est-à-dire du vieillissement, lui paraissaient devoir être cherchées non pas dans les cellules, mais dans l'organisme dont elles proviennent, dans les processus d'organisation, de différenciation et de coordination qui sont mis en jeu dans la constitution d'un être vivant.

Ces conclusions étaient erronées. Après 34 années de repiquage dans les laboratoires de l'Institut Rockefeller, on s'aperçut que la vigueur, « l'immortalité » des cellules de Carrel étaient dues à des artefacts expérimentaux. En réalité, toutes les cellules somatiques, même lorsqu'elles sont mises en culture dans les milieux les plus enrichissants, ont une durée de vie finie. En approchant de leur cinquantième doublement, elles changent d'aspect et montrent ce que l'on interprète comme les premières manifestations du vieillissement. Leur volume augmente. Un pigment brunâtre, que l'on dénomme la *lipofuscine*, charge progressivement leur cytoplasme. Ces modifications sont très comparables à celles que l'on observe

---

3. A. Carrel, *op. cit.*, p. 206.

in vivo, chez des personnes âgées : l'examen microscopique *post mortem* des tissus cardiaque et cérébral révèle aussi la présence de lipofuscine. Dès que les premières traces morphologiques du vieillissement apparaissent, les cellules perdent progressivement leur potentiel de division et de reproduction. Elles atteignent ce que les biologistes ont dénommé la limite d'Hayflik pour rendre hommage au chercheur américain qui, en 1960, sut interpréter correctement les résultats des cultures cellulaires[4]. Après une cinquantaine de multiplications, des fibroblastes de poulet atteignent leur durée de vie maximale, vieillissent et meurent. La longévité des cellules mises en culture varie avec leur nature et leur provenance. Mais l'enchaînement des événements est identique, quelle que soit la cellule : après avoir accompli le temps de vie fixé par son programme biologique, après avoir atteint sa « limite » de longévité, toute cellule arrête de se diviser et donc de se perpétuer. Elle est condamnée à vieillir et à mourir.

Cela prouve que les mécanismes du vieillissement n'appartiennent pas à l'organisme dont les cellules dérivent. L'origine biologique de la sénescence doit être recherchée dans les cellules elles-mêmes.

De nombreux autres faits expérimentaux indiquent que le vieillissement est une propriété intrinsèque de la cellule. Une culture de fibroblastes, après avoir été interrompue à sa vingtième multiplication et conservée à très froide température, reprend sa croissance et sa multiplication lorsqu'elle est resuspendue à 37°C dans un milieu nutritif. Mais les cellules ont la mémoire de leur vieillissement antérieur. Elles ne se multiplieront qu'une trentaine de fois, en fonction d'un programme fixant immuablement à la cinquantaine le nombre total des divisions cellulaires qui sont possibles.

Ce programme de longévité, que l'on pressent héréditaire puisque toutes les cellules n'ont pas la même capacité de multiplication et qu'il existe de grandes variations d'une espèce à une autre, est précisément localisable dans le noyau, la partie de la cel-

---

4. L. Hayflick, « The limited in vitro lifetime of human diploid cell strains », *Exp. Cell. Res.*, 1965, n° 37, p. 614-636.

lule qui contient les gènes. Certaines substances (telles que la cytochalasine B) expulsent le noyau hors de cellules mises en culture. Elles permettent donc de disposer soit de noyaux, soit de cytoplasmes isolés, avec lesquels on procède à des recombinaisons de fractions cellulaires d'âge différent. On peut, par exemple, insérer un noyau vieux dans un cytoplasme jeune, ou faire l'inverse. L'âge physiologique des cellules reconstituées, que l'on juge par le nombre de divisions cellulaires restantes, est toujours commandé par l'âge du noyau. Et n'est-ce pas dans cette organelle que se trouve l'acide désoxyribonucléique, qui est le vecteur biochimique de l'hérédité ?

Les cellules cancéreuses ont un comportement radicalement différent. Pour elles, et pour elles seulement comme on le sait maintenant, le temps n'existe pas. Dans un milieu de culture approprié, une cellule cancéreuse paraît conserver son potentiel de reproduction et de division. La cellule-mère cancéreuse donne naissance à des cellules-filles de première génération qui, à leur tour, produisent leurs descendantes. La répétition du processus donne un *clone* de cellules cancéreuses issu du même ancêtre cancéreux, et qui se perpétue sans limites, indifférent au temps qui passe.

Deux chercheurs britanniques, G. Köhler et C. Milstein, ont réussi à « utiliser » l'immortalité des cellules cancéreuses pour leur faire accomplir sans fin le même travail[5]. Des cellules cancéreuses sont mises en culture avec des cellules exerçant une fonction précise que l'on cherche à amplifier, par exemple des lymphocytes produisant des anticorps. Des techniques de « fusion » sont appliquées permettant au matériel génétique des lymphocytes d'être assimilé dans celui des cellules malignes. Ces *hybridomes* vont pouvoir accomplir sans fin le travail préalablement exercé par les lymphocytes, la synthèse d'un anticorps. Des quantités importantes du même anticorps, que l'on appelle anticorps monoclonal (un anticorps qui ne vise qu'une cible), peuvent être obtenues tant que la culture cellulaire est maintenue en état de vie et de reproduction.

5. B. Kohler et C. Milstein, « Continuous culture of fused cells secreting antibody of predifined specificity », *Nature*, 1975, n° 256, p. 495.

Éternellement, si des générations successives de chercheurs le souhaitent.

Les « gènes » du vieillissement.

Chaque espèce vivante a des caractères propres qui diffèrent de ceux des autres espèces et qui sont transmis héréditairement. Les caractères héréditaires sont en grande partie exprimés par des protéines cellulaires et sont portés par une molécule du noyau, l'acide désoxyribonucléique. Un gène est un tout petit segment de cette molécule de l'hérédité, et préside à la mise en place d'un caractère donné. Le génotype d'un être vivant est inscrit séquentiellement tout au long du peloton d'acide nucléique, et l'on sait parfaitement comment l'information apportée par chaque gène va aboutir à l'émergence d'un caractère héréditaire particulier. L'ensemble du règne vivant fonctionne selon le même principe.

Le programme est défini au sein du gène par l'ordre des quatre variétés de bases azotées qui se succèdent sur toute la longueur de l'acide nucléique. A chaque combinaison de trois bases correspond l'incorporation d'un acide aminé dans une protéine cellulaire. Les caractères héréditaires dépendent en grande part des particularités des protéines qui assurent l'essentiel du travail chimique d'un organisme vivant et qui participent à son architecture. La diversification des acides aminés constitutifs des protéines préside donc à celle des caractères héréditaires, et l'on comprend comment la mise en place du programme héréditaire est initiée au niveau de l'acide désoxyribonucléique. « La définition, par Mendel, du gène comme porteur invariant des caractères héréditaires, son identification chimique par Avery (confirmée par Hershey) et l'élucidation par Watson et Crick des bases structurales de son invariance réplicative, constituent sans aucun doute les découvertes les plus fondamentales qui aient jamais été faites en biologie [6] », écrivait Jacques Monod.

6. J. Monod, *Le Hasard et la Nécessité*, Paris, Éd. du Seuil, 1970, p. 120.

La science des gènes, la biologie moléculaire, a quitté le champ des micro-organismes où elle a fait ses premiers pas. La génétique humaine, autrefois morphologique, est devenue chimique. Des sondes de plus en plus sophistiquées permettent de repérer, tant chez l'homme que chez le fœtus, des gènes anormaux responsables de maladies héréditaires cruelles. Les gènes peuvent être disséqués hors du ruban d'acide désoxyribonucléique et analysés. Tout le génome d'un individu peut, dit François Jacob, être étalé à des fins de titration sur un papier buvard, et des techniques courantes permettent « en quelques semaines d'apprendre à bricoler en laboratoire, comme un vulgaire moteur de 2 CV, la molécule même de l'hérédité [7] ».

Cette méthodologie stupéfiante finira, nul ne peut en douter, même si l'on se heurte encore aujourd'hui à de sérieuses difficultés, à la réparation chimique des défauts géniques, causes des maladies héréditaires. A quand cette extraordinaire performance ? Un délai de plusieurs siècles est concevable mais, à ce train, quelques décennies seulement sont peut-être suffisantes.

En attendant ces exploits méthodologiques, la génétique bouscule et réorganise le raisonnement médical contemporain, notamment le vieillissement qui n'a plus la signification simpliste et floue qu'on lui attribuait naguère. Il n'est plus le vague synonyme d'une usure chronologique, mais il contribue à l'expression d'un programme de vie déterminé par le génome. En témoignent d'abord les variations de la longévité, remarquablement constante au sein d'une espèce donnée en l'absence d'agressions extérieures intercurrentes et fortuites, mais extrêmement changeante d'une espèce à l'autre. Les différences entre la durée maximale de vie d'un homme et celle d'un papillon, d'un singe et d'un éphémère, sont liées à l'organisation particulière de leur vie qui est transmise héréditairement. Par ailleurs, le nombre maximum de divisions de cellules cultivées *in vitro*, le chiffre de Hayflick, dépend aussi de la durée de vie de l'animal sur lequel les cellules ont été prélevées. Enfin, nous le reverrons, il existe chez l'homme plusieurs maladies familiales caractérisées par une accélération du vieillissement.

---

7. F. Jacob, « Vivons-nous une étape révolutionnaire de la recherche médicale ? », *Recherche médicale, Santé, Société*, Paris, INSERM, 1984, p. 25.

Ces exemples indiquent que la temporalité des espèces vivantes est une caractéristique immuable transmise avec ses caractères génotypiques. Le moteur chimique de l'horloge du temps intérieur présidant au nombre de multiplications cellulaires (c'est-à-dire à la croissance) se confond avec un gène particulier, ou avec un groupe de gènes, auxquels on peut donner le nom de « gènes du vieillissement ». C'est donc à des différences de l'ordre et du nombre de bases azotées particulières de l'acide désoxyribonucléique que l'on peut attribuer les fantastiques différences de programmation de la durée des espèces vivantes. C'est à des changements chimiques faibles mais précis de segments microscopiques de l'acide désoxyribonucléique qu'il faut attribuer les variations considérables du potentiel de multiplication cellulaire que l'on observe d'une espèce à une autre, et qui sont responsables des variations de temps de croissance et de longévité. Les cellules épithéliales de l'intestin, les plus superficielles de la paroi, par exemple, se divisent environ 365 fois chez le rat qui vit 4 ans et 5 110 fois chez l'homme qui atteint 70 ans[8] ; à l'origine de cette différence, une dissemblance des gènes du vieillissement.

Une détérioration localisée et stable de l'acide désoxyribonucléique provoque une mutation. Le changement de l'ordre des nucléotides perturbe le programme héréditaire. Un ou plusieurs caractères nouveaux apparaissent, qui étaient inconnus chez l'individu mutant. Les mutations profitent aux espèces vivantes : la nouvelle propriété biologique, engendrée par la réorganisation de l'acide désoxyribonucléique, peut donner lieu à des qualités nouvelles permettant à l'espèce mutante de triompher d'agressions imprévues de l'environnement. Les mutations ont ainsi assuré l'évolution des espèces. Certaines mutations sont délétères : les maladies héréditaires de la coagulation du sang ou les anémies héréditaires, par exemple, en témoignent. Le ruban nucléaire d'acide désoxyribonucléique est entouré d'enveloppes protectrices moyennement efficaces. Les chromosomes, segmentations de l'acide nucléique, que l'on distingue aisément dans le noyau de

8. J. Ruffié, *Le Sexe et la Mort*, Paris, Éd. O. Jacob, 1986, p. 226-242.

toutes les cellules, ne sont pas aussi stables qu'on le croyait naguère, ils sont en réalité l'objet de remaniements permanents. « La molécule de l'hérédité est raboutée, modifiée, coupée, rallongée, raccourcie, retournée[9]. »

Les rayons solaires, les rayons ultraviolets surtout, déstabilisent l'acide désoxyribonucléique et peuvent l'endommager sérieusement, dépassant toute régulation physiologique. Le bronzage des peaux blanches est dû à la diffusion homogène de cellules pigmentées, les mélanocytes, qui forment une sorte d'écran protégeant les tissus sous-jacents. Mais l'exposition prolongée et répétée aux ultraviolets provoque des dégâts irréversibles de la peau ; çà et là dans les noyaux de l'épithélium basal, des cassures d'acide désoxyribonucléique apparaissent. L'endommagement du matériel héréditaire a évidemment des conséquences importantes sur la vie cellulaire. Les cellules de la peau perdent des propriétés spécifiques qu'elles ont acquises pendant la différenciation. Elles perdent leur rôle protecteur, leur fonction de respiration et de transpiration. La déstabilisation de leur génome provoquée par les rayons ultraviolets leur fait délaisser leur activité normale. Elles évoluent vers l'une ou l'autre des options fondamentales des cellules vivantes, le cancer et le vieillissement. N'est-ce pas là le meilleur argument prouvant que le vieillissement a son origine, sa commande, dans le matériel cellulaire assurant la transmission de l'hérédité ?

L'une des découvertes les plus spectaculaires de la biologie de la dernière décennie a été de mettre en évidence l'existence de « gènes oncogènes », *gènes présidant à l'apparition du cancer,* dans l'acide désoxyribonucléique de toutes les cellules somatiques humaines. Plus d'une vingtaine de gènes oncogènes ont été répertoriés et quelques-uns d'entre eux ont même été localisés dans tel ou tel chromosome. Nous verrons plus loin (voir chapitre 16) comment ces gènes, silencieux dans une cellule adulte, différenciée « normale » et mortelle, peuvent être activés par de nombreux facteurs chimiques et physiques. Les rayons ultraviolets comptent parmi ces derniers. En « exprimant » en quelque sorte les gènes

9. F. Jacob, *op. cit.*, p. 25.

oncogènes des cellules de la peau, les rayons ultraviolets déclenchent une longue série d'événements chimiques transformants. Les cellules, cancérisées, perdent spécificité fonctionnelle et stabilité. Leur maturité laisse place à une jeunesse indifférenciée. Elles se divisent, se multiplient, de façon anarchique et explosive. Elles enserrent et étouffent les cellules avoisinantes, puis essaiment dans l'organisme. Les cancers de la peau sont fréquents chez les Européens à peau blanche vivant dans des pays très ensoleillés, en Israël, en Australie et en Afrique du Sud. Presque tout planteur de l'Australie tropicale, du Queensland du Nord par exemple, ou tout autre travailleur en plein air, peut redouter d'être atteint de cancer de la peau, sur les zones exposées au soleil, essentiellement le visage et les mains. En Australie, les carcinomes de la peau représentent l'énorme proportion de 50 % de tous les cancers diagnostiqués. A 65 ans, 25 % des hommes en ont déjà eu au moins un, mais le plus souvent plusieurs. Ces cancers provoquent 4,5 décès pour 100 000 habitants, soit trois fois le taux français qui est de 1,5 sur 100 000 [10]. La fréquence des cancers de la peau a augmenté récemment en Europe, depuis que les peaux bronzées par le soleil sont préférées aux peaux claires.

Des expositions soutenues et répétées de la peau aux rayons ultraviolets provoquent également des signes de vieillissement. La peau se déssèche, s'atrophie et se plisse. En regard du cancer, cet ennui peut paraître sans grande importance, tout juste bon à inquiéter les adeptes du bronzage et à motiver les cosmétologues. Mais cette complication mineure de l'insolation revêt pour les biologistes un intérêt essentiel. Elle indique en effet que le vieillissement peut prendre origine, comme le cancer, dans des brisures de l'acide désoxyribonucléique, celles induites par les ultraviolets.

Des taches de la peau, noires ou brunes, sont l'un des signes les plus précoces du vieillissement naturel. Elles siègent surtout sur le dos des doigts et des mains et affectent toutes les régions cutanées peu protégées du soleil, la face ou le dos des ouvriers travaillant torse nu, par exemple. Ces taches de vieillesse, indélébiles, qui font

10. R. Aron-Brunetière, *op. cit.*, p. 78.

le malheur des femmes soucieuses de cacher leur âge, confluent et foncent avec les années et de nouvelles expositions au soleil. Dans les segments cutanés intermédiaires, le bronzage est uniforme, car les mélanocytes diffusent normalement de manière homogène. Dans les taches, les mélanocytes, malades, sont agglutinés irréversiblement. La mélanine, le pigment brun des mélanocytes, s'y concentre, modulant leur forme et leur couleur.

La maladie des mélanocytes, immobilisés par le soleil, ne peut qu'être liée à une cassure de l'acide nucléique. De celle-ci dépend une transformation biologique radicale (le mélanocyte mobile s'immobilise), une mutation. Macfarlane Burnet, prestigieux immunologiste australien, prix Nobel de médecine, a beaucoup soutenu cette assimilation de cellules vieillies à des cellules mutées. En voici un témoignage, écrit au soir de sa vie : « Une erreur génétique fortuite dans un mélanocyte peut probablement réduire sa capacité de produire du pigment ou entraver sa répartition uniforme dans la peau. Je n'ai qu'à regarder le dos de mes mains pour constater la présence de quelques taches blanches, rugueuses, dues à des mutations des cellules épidermiques, de quelques taches pâles, et enfin d'une ou deux taches pigmentaires plus sombres, plus grandes et de forme irrégulière. Ces troubles de pigmentation résultent de plus de 70 années d'exposition à la lumière et sans nul doute de plusieurs milliers ou millions de mutations somatiques. Ajouter à cela l'amincissement de la peau et les rides qui proviennent probablement de la disparition des cellules endommagées... L'atrophie est aussi une manifestation générale du vieillissement des tissus [11]. »

Le vieillissement, comme le cancer, est bien une maladie de l'acide nucléique, de la molécule conférant héréditairement les caractéristiques de la vie.

11. Macfarlane Burnet, *op. cit.*, p. 68.

Vieillissements précoces.

Les maladies du vieillissement sont également inscrites dans les gènes. La *xérodermie pigmentaire* est une maladie héréditaire très grave apparaissant chez de jeunes enfants après leurs premières sorties au soleil. Sa gravité est extrême, en rapport avec un amenuisement considérable des défenses naturelles de la peau contre les rayons solaires.

Rien n'indique à la naissance la présence de cette affection. L'aspect et le développement du nourrisson sont normaux. Le premier symptôme apparaît lorsque l'enfant fait un long séjour au soleil. Toutes les zones de la peau qui ont reçu le rayonnement solaire s'enflamment et se couvrent de cloques. Ces lésions réapparaissent à chaque nouvelle exposition au soleil : le malheureux bébé a une fâcheuse propension à réagir atrocement aux coups de soleil. Les tentatives de protection sont peu efficaces, car même les rayons solaires indirects s'avèrent nocifs. La peau exposée, enflammée en permanence, est comme atteinte d'une brûlure au premier degré. Des taches pigmentées et des taches de rousseur se mêlent progressivement aux signes inflammatoires. La peau qui les sépare devient peu à peu sèche et atrophique, comme celle d'un vieillard.

A l'adolescence, les régions cutanées exposées aux rayonnements solaires sont le siège d'une nouvelle menace, gravissime, cette fois. Aux grains de beauté, à la sénilité cutanée, s'ajoute désormais un grand risque de cancer de la peau. Le cancer se manifeste par une tumeur dure dont le volume augmente progressivement et qui finit par s'ulcérer. Son aspect est comparable à celui de l' « ulcère rongeur » des personnes âgées, un des cancers de la peau les plus fréquents chez elles, dénommé *epithelioma basocellulaire* par les histologistes. Mais alors que ce cancer de la peau du vieillard peut guérir complètement par extraction chirurgicale, le nodule cancéreux de la xérodermie pigmentaire récidive inéluctablement après son exérèse. D'autres nodules cancéreux apparaissent ensuite, confinant les malades à l'hôpital et les soumettant aux peines de la chirurgie et de la chimiothérapie. La survie a été prolongée, mais le pronostic reste très mauvais.

La xérodermie pigmentaire est une maladie héréditaire à transmission récessive. Elle n'apparaît que si chacun des deux parents, apparemment en bonne santé, transmet le gène de la maladie qui reste inexpressif tant qu'il n'est pas couplé à un autre gène similaire. Cette probabilité est heureusement très rare et 1 nouveau-né sur 200 000 seulement risque d'être atteint de xérodermie pigmentaire.

Les renseignements apportés par l'étude d'une maladie rare sont parfois plus instructifs que ceux qui résultent de bataillons de chercheurs hiérarchisés et thématisés à l'encontre d'une maladie fréquente. L'expression clinique est si insolite et si explosive que les différentes étapes reliant le symptôme clinique à la lésion moléculaire sont vite remontées. L'étude d'un seul cas de xérodermie pigmentaire a sans doute apporté plus à la compréhension du cancer et du vieillissement que l'investigation de centaines de malades. Les organisateurs de la recherche médicale devraient peut-être, s'inspirant de cet exemple, reconnaître franchement l'intérêt de la prospection de l'exceptionnel.

La xérodermie pigmentaire, ou hypersensibilité héréditaire aux rayons ultraviolets, est due à une insuffisance de l'appareil cellulaire chargé de la réparation de l'acide désoxyribonucléique. Des analyses de la peau des malades ont permis d'attribuer la plus grande responsabilité à une enzyme nucléaire (l'ADN-polymérase), une enzyme dont la fonction consiste à souder des brins d'acide nucléique. En termes plus simples, dans la xérodermie pigmentaire, les cassures de l'acide désoxyribonucléique, occasionnées par les rayons ultraviolets dans les noyaux des cellules de la peau, ne sont plus réparées. L'ordre fonctionnel et morphologique des cellules cutanées adultes qui se multiplient sagement est rompu. Certaines cellules subissent l'expression de leurs gènes oncogènes libérés et, cancéreuses, se multiplient sans retenue. D'autres, inversement, prisonnières des ruptures de leur matériel nucléaire, perdent leur potentiel de multiplication. La peau se cancérise ou vieillit.

Le *mongolisme* est un autre exemple de maladie rare, douloureuse, mais instructive des processus cellulaires du vieillissement. Dès la trentaine, les mongoliens présentent des manifestations flagrantes de vieillissement. Une véritable démence sénile s'ajoute aux perturbations de l'intelligence directement liées à la maladie. Leurs cheveux blanchissent. Les diverses fonctions endocrines s'épuisent et le système immunitaire décline. Les divers tissus de l'organisme sont infiltrés prématurément du pigment jaunâtre du vieillissement. Pour les biologistes, le vieillissement prématuré des cellules de mongoliens se traduit de deux façons. D'une part, par un raccourcissement de la limite de Hayflick : des fibroblastes de mongoliens, mis en culture, cessent de se diviser plus tôt que des fibroblastes prélevés chez des individus normaux. D'autre part, par un défaut de répartition de l'acide désoxyribonucléique, que l'on peut aisément découvrir dans des cellules isolées, des lymphocytes irradiés par des rayons ultraviolets, par exemple.

Le mongolisme est dû à un défaut de réduction des chromosomes dans les cellules germinatives, les cellules sexuelles qui assurent la reproduction. Toute cellule sexuelle, mâle ou femelle, contient la moitié du contenu d'acide désoxyribonucléique des cellules constitutives, somatiques, d'un organisme. La fécondation, c'est-à-dire l'union de deux gamètes, l'un mâle et l'autre femelle, restaure un stock normal d'acide désoxyribonucléique dans l'organisme qui va naître. La contribution des deux gamètes, mâle et femelle, est visible au microscope, car l'acide désoxyribonucléique apparaît dans les noyaux cellulaires sous forme d'un ruban double, un brin provenant du père et l'autre de la mère. Ce double ruban est segmenté en petits segments appariés que l'on appelle des chromosomes. 23 paires de chromosomes sont caractéristiques de l'espèce humaine.

En 1959, une équipe de médecins français, Jérôme Lejeune, Marthe Gautier et Raymond Turpin, découvrent que la morphologie et la répartition nucléaire des chromosomes sont anormales dans le mongolisme. Au lieu de la 21ᵉ paire de chromosomes, prend place une trisomie, c'est-à-dire trois chromosomes, avec un petit chromosome supplémentaire. Cette aberration chromosomique est un marqueur infaillible du mongolisme. Elle donne aussi l'explication du mécanisme de cette maladie, le chromosome supplémentaire étant la preuve de l'excès d'acide désoxyribonucléique dans un gamète parental. Les symptômes du mongolisme relèvent d'une grande perturbation du fragment du génome inclus dans la 21ᵉ paire chromosomique. Les gènes de la longévité et du vieillissement n'appartiendraient-ils pas à la même paire de chromosomes ?

Plus caractéristique, plus précoce et plus dramatique encore, est enfin le vieillissement des *progerias*. Plusieurs maladies, plus ou moins complètes, sont groupées sous ce nom. Mais toutes comportent, avec plus ou moins d'intensité, un vieillissement très accéléré, apparaissant avant la puberté. Certaines progerias (dites de Hutchinson et de Gilford) se dévoilent même dès les premières années de la vie. La croissance des malheureux malades est très faible, et le développement sexuel inexistant. La dentition de lait, difficilement acquise, est définitive. Les cheveux blanchissent et cessent de pousser. La tête, relativement développée par rapport au corps, couverte de veines apparentes dilatées, avec un nez aminci, prend le même aspect, celui d'un oiseau, chez tous les enfants infortunés atteints de progeria. La progeria peut apparaître plus tard (on parle alors de syndrome de Werner), vers 20 ou 30 ans, chez des sujets curieusement restés petits. Les signes extérieurs du vieillissement dominent toujours la clinique. L'atrophie de la peau, le blanchissement des cheveux, l'insuffisance sexuelle témoignent clairement de l'accélération du temps biologique de ces pauvres malades dont la durée de vie est en moyenne de 45 ans. Mais pour le médecin, encore plus que l'apparence de sénilité, compte la survenue des maladies communément observées dans la deuxième moitié de la vie : vers la trentaine, une cataracte et un diabète se développent, de l'athérosclérose et de l'hypertension artérielle apparaissent. La mort survient presque toujours par infarctus du myocarde.

La rareté de la progeria limite son étude fondamentale. Mais les fibroblastes de quelques malades, enfants et adultes, mis en culture selon le procédé usuel, ont permis de très intéressantes observations. Les résultats concordent avec les renseignements obtenus chez l'animal ou dans d'autres maladies comportant une accélération du vieillissement. Le renouvellement des fibroblastes est réduit. Ces cellules ne survivent qu'à un ou deux dédoublements de l'explant primitif, en regard de 9 à 14 multiplications avec des explants provenant de sujets témoins du même âge.

Ainsi, chez tous les sujets condamnés par leur génome à un vieillissement précoce et à une mort accélérée, le potentiel de divisions cellulaires se trouve fortement réduit. Tout se passe comme si, du fait de l'instabilité de leurs chromosomes, leur horloge biologique avait été accélérée ou mise à une heure avancée.

Retour au laboratoire.

« La recherche médicale, explique Jean Bernard, avance au long de deux voies. Une première voie descend de la biologie fondamentale vers les applications thérapeutiques. Une seconde voie remonte des observations cliniques vers le fondamental[12]. » La médecine expérimentale a souvent commencé par le deuxième mouvement. L'hôpital ne doit-il pas être, selon Claude Bernard, « le vestibule de la médecine scientifique et, l'expérimentation, une observation de la deuxième puissance[13] ». Les syndromes de vieillissement accéléré démontrent l'importance de la recherche clinique. En démontrant l'intervention de la génétique et du matériel héréditaire dans les processus du vieillissement cellulaire, ils ont appelé les biologistes à confirmer ces impressions cliniques dans leurs laboratoires.

12. J. Bernard, « Nous vivons une époque révolutionnaire dans la recherche médicale », *Recherche médicale, Santé, Société*, INSERM, Paris, 1984, p. 29.
13. Cl. Bernard, *Pensées*, Paris, Baillère, 1937, p. 39.

Deux chercheurs américains, Ron Hart et Richard Setlow, ont mis en culture des fibroblastes prélevés sur des espèces différentes, pour étudier comment se produit la réparation de leurs acides désoxyribonucléiques après irradiation par des rayons ultraviolets. La réparation de l'acide nucléique brisé par les rayons est évaluée par l'étude de l'incorporation d'un de ses constituants fondamentaux — une base azotée, la thymine — dans les nouvelles molécules qui se forment pendant le temps de la culture. Dans les fibroblastes de mammifères ayant une durée de vie longue (l'homme, l'éléphant, la vache), la capacité de régénération de l'acide désoxyribonucléique est élevée. Le pouvoir de réparation du génome dans des fibroblastes provenant d'espèces à longévité faible (hamster, rat, souris, musaraigne) est remarquablement inférieur. Cette expérience, réalisée en 1974, permet d'affirmer que le maintien de l'intégrité du génome est un facteur essentiel de longévité et qu'inversement sa dégradation provoque le vieillissement.

Le résultat des mesures de l'acide désoxyribonucléique fibroblastique des malades atteints de progéria est en accord avec la corrélation entre la capacité de réparation après irradiation et la longévité maximale. Les fibroblastes des progériens n'ont pas la puissance des cellules des hommes normaux, situés tout en haut de la droite de corrélation. Leur potentialité de réparation est intermédiaire entre celle de la vache qui vit 20 ans et celle du hamster qui dure 4 ans. 4 à 20 ans, n'est-ce pas là précisément la durée de vie d'une progéria sévère ?

Une deuxième expérience, encore plus simple, confirme la responsabilité de l'acide nucléique dans le déterminisme de la longévité et de la survenue du vieillissement. Des organismes unicellulaires de grande taille, des paramécies par exemple, sont exposés de façon continue à la lumière ultraviolette. D'autres sont soumis à des alternances de rayonnement ultraviolet et d'obscurité. La durée de la vie, normalement identique pour toutes les paramécies élevées dans un milieu artificiel et protégé, devient inégale : les paramécies du premier groupe vivent moins longtemps que celles du second. Ce qui suggère que l'obscurité a été bénéfique à la durée de la vie en autorisant les réparations de l'acide nucléique dégradé par la lumière solaire.

La pathologie spontanée et l'expérimentation ont ainsi permis de parvenir à une interprétation solide des causes intimes du vieillissement. La durée maximale de la vie fait partie des propriétés fondamentales d'une espèce vivante, transmises par son génome. Le vieillissement ne se manifeste pas tant que les possibilités de réparation du matériel génétique cellulaire de l'acide désoxyribonucléique sont intactes. Dès que celles-ci baissent, et cela survient dès la fin de la croissance, les brutalités infligées à l'acide désoxyribonucléique par les rayons solaires et les divisions cellulaires se traduisent par une diminution de l'activité fonctionnelle des cellules et une baisse de leur pouvoir de multiplication. L'endommagement de l'acide désoxyribonucléique a changé les propriétés acquises lors de la différenciation cellulaire. Au niveau cellulaire, le vieillissement peut être comparé à une mutation.

Molécules vieillissantes.

Le changement de programme génétique concerne principalement le système de réparation de l'acide désoxyribonucléique, un ensemble compliqué d'enzymes dont la mieux définie est l'ADN-polymérase. On imagine assez facilement la mise en place d'un processus d'amplification répondant au schéma suivant : altération du génome, diminution de l'ADN-polymérase, renforcement de l'altération de l'acide désoxyribonucléique nucléaire. Un cumul d'erreurs, en somme, provoquerait le vieillissement. D'autres dégâts, également secondaires à une perte de l'information du programme génétique, une déficience graduelle des protéines régulatrices par exemple, peuvent aussi accélérer la détérioration des gènes. Un biologiste américain, L. Orgel, a montré que la qualité d'un message génétique dépend avant tout de celle des gènes, mais aussi de l'ensemble des mécanismes cytoplasmiques de synthèse. L'introduction de faux acides aminés (qui, non conformes à ceux de l'espèce, n'ont pas de destin métabolique) dans les larves de mouches drosophiles raccourcit la longévité des mouches adultes. De même, dans des cultures de fibroblastes humains, l'accumulation progressive de molécules d'enzymes inactives annonce la phase de vieillissement des cellules en culture.

Le vieillissement apparaît donc comme une profonde transformation de la vie cellulaire par rapport à son programme héréditaire. Ce programme, qui a parfaitement bien « tenu » jusqu'à la fin de la croissance, s'altère de plus en plus rapidement par une série de mutations qui conduisent les cellules à perdre leur potentialité de multiplication, et à avoir des activités imprévues. Les cellules musculaires des parois artérielles, par exemple, perdent leur contractilité et produisent du tissu de soutien. Tant qu'elles ne vieillissent pas, elles servent exclusivement, par leur contractilité, à adapter le calibre des artérioles aux variations de la pression et aux changements du métabolisme des tissus irrigués. L'activité de ces cellules vieillies est complètement différente. Elles produisent du collagène, tissu interstitiel de soutien qui rigidifie progressivement les parois artérielles (voir chapitre 15). Ces changements perturbent à leur tour les programmes de synthèse. On peut donc imaginer qu'une prolongation de l'état de différenciation cellulaire, acquise par quelque thérapeutique, puisse aider à la jouvence. Des inducteurs et organisateurs de la différenciation ont été démontrés par de nombreuses recherches expérimentales, dont celles d'Étienne Wolff. Ne pourraient-ils pas être utilisés un jour comme molécules médicamenteuses du vieillissement, assurant le maintien de cellules contractiles et nerveuses et la prévention contre l'étouffement par un tissu collagène et scléreux ?

Parmi les conséquences des erreurs de programme du vieillissement, on insiste beaucoup aujourd'hui sur l'importance de la formation de *radicaux libres*.

Il s'agit de molécules possédant une charge électrique supplémentaire (un électron libre) par rapport aux molécules ordinaires. La plupart des radicaux libres sont des oxydants dont l'électron libre tourbillonne autour d'un atome d'oxygène suractivé. Ils ont la vie courte, mais sont très toxiques, oxydant et détériorant tous les tissus, en particulier les membranes cellulaires. Les attaques des radicaux libres contre les graisses polyinsaturées produisent les peroxydes lipidiques, qui se décomposent à leur tour pour produire des aldéhydes qui lient transversalement les protéines, les lipides et les acides nucléiques.

L'oxygène a donc deux effets contraires sur la vie cellulaire. Il est indispensable à son métabolisme, mais il est aussi délétère sous l'influence d'une modification chimique mineure qui l'enrichit en électron libre. Des enzymes particulières ont pour fonction, chez tous les êtres vivants, de dégrader, de neutraliser ou de détoxifier les radicaux libres. (Il s'agit des superoxyde-dismutase, catalase, glutathion, peroxydase [14].) Des pigments, les caroténoïdes, contribuent aussi à ce nettoyage [15].

L'excès de radicaux libres contribue certainement au vieillissement. Il semble exister une relation positive entre la capacité cellulaire de neutralisation des radicaux libres et la longévité maximale. Par ailleurs, sur le plan expérimental au moins, des produits capables de neutraliser les radicaux libres (les vitamines E et C en particulier) paraissent pouvoir réduire les manifestations cliniques du vieillissement. La défense contre l'excès de radicaux libres est devenue une des grandes options de la recherche thérapeutique du vieillissement.

Le travail des cohortes de chercheurs-biologistes contemporains est assidu et productif. Le monde vivant est analysé avec des procédés d'exploration de plus en plus démultiplicateurs, rapides et sûrs. Chaque étude, ou presque, à la manière des éléments clefs de puzzles, déclenche de nouvelles interrogations, de nouvelles vérifications qui élargissent continuellement le champ du connu. Les informations sont même devenues si abondantes que la connaissance d'un tout petit secteur de la cellule n'est plus possible sans assistance bibliographique informatisée.

Il n'est guère de molécule, d'ensemble moléculaire ou de constituant cellulaire sur lequel la marque du temps n'ait ainsi été étu-

14. J.M. Tolmasoff, T. Ona, R.G. Cutler, « Superoxide dismutase : correlation with life-span and specific metabolic rate in primate species », *Proc. Nat. Acad. Sci. USA*, 1980, 77, p. 2777-2781.
15. R.G. Cutler, « Carotenoids and retinol : their possible role in determining longevity of primate species », *Proc. Nat. Acad. Sci. USA*, 1984, 81, p. 7627-7763.

diée. On connaît fort bien, par exemple, les stigmates du vieillissement sur les membranes des cellules qui perdent leur fluidité et certains constituants majeurs tels que des récepteurs hormonaux et des perméases. On a fort bien répertorié les transformations que le temps inflige sur les protéines de soutien, le collagène et l'élastine, élaborés comme charpentes du tissu interstitiel. Dans le collagène, la baisse d'hydroxyproline, stabilisant la structure en hélice, est rigidifiante ; la formation de liaisons covalentes entre les chaînes protéiques constitutives a le même effet. Dans l'élastine, c'est à une diminution de l'activité d'une enzyme, la lysyl-oxydase que l'on rapporte l'essentiel des liaisons covalentes. Bref, certains ennuis majeurs de l'âge, l'enraidissement des articulations et l'épaississement des parois des artères peuvent déjà être interprétés chimiquement, comme des perturbations de molécules organiques : les ponts établis de l'une à l'autre par des forces covalentes limitent la souplesse du tissu ; la répétition des tensions peut, dans cette condition, aboutir à des ruptures. La déchirure de la limitante élastique interne que l'on constate souvent dans les artères vieillies, et qui joue sans doute un grand rôle dans le déclenchement de l'athérosclérose, relève sans doute d'un tel processus.

Les effets majeurs de l'âge ont été aussi répertoriés à l'intérieur des cellules, sur les constituants qui assurent les fonctions vitales. Les enzymes ont été particulièrement étudiées. La superoxyde-dismutase, enzyme défendant les tissus contre les oxydations, est très sensible au vieillissement ; la diminution de son activité procède aussi vraisemblablement de ponts covalents intramoléculaires. Dans les globules rouges, qui ne vivent que 120 jours et qui constituent donc un excellent modèle pour l'étude du vieillissement, l'enzyme régulatrice de l'utilisation du glucose (gluco-6-phosphate-déshydrogénase) est franchement altérée. Dans le centre du cristallin oculaire, dont la rigidification est la cause de la presbytie, les dégâts métaboliques du vieillissement sont particulièrement repérables par comparaison aux couches externes qui sont peu sensibles au temps ; les cellules centrales deviennent fibreuses, des protéines s'y accumulent, des enzymes — telles que l'aldolase — s'y altèrent.

Le catalogue des lésions chimiques du vieillissement cellulaire a évidemment suscité la mise au point de produits chimiques réparateurs, s'opposant aux effets des radicaux libres et prévenant la formation de ponts chimiques covalents. Les facteurs chimiques endogènes, *activement* responsables de ce que nous nommons la mort naturelle et ses préliminaires, c'est-à-dire le vieillissement [16], ne seraient-ils pas neutralisables ?

Des traitements du vieillissement ?

En vieillissant, toutes les cellules du corps humain subissent les mêmes changements. Les ponts chimiques infrangibles qui se forment entre la plupart des constituants cellulaires provoquent rétraction et rigidité. Ces perturbations physico-chimiques en appellent d'autres : l'eau, par exemple, n'est plus correctement retenue à l'intérieur des cellules comme elle peut l'être lorsque l'enveloppe et les constituants protidiques sont intacts. La déshydratation accentue la diminution du volume cellulaire. Des conséquences fonctionnelles importantes résultent obligatoirement des transformations de molécules organiques. Le pontage inter et intramoléculaire, l'effet délétère des radicaux libres oxydants, perturbent profondément, insidieusement, l'activité cellulaire. Les enzymes vieillies fonctionnent mal, des activités quiescentes se réveillent. Les cellules vieillissantes ne se multiplient plus, ne travaillent plus selon leur différenciation et acquièrent des potentialités parasites, comme celle de fabriquer un tissu de soutien interstitiel rigide qui les enserre et contribue à leur étouffement.

La peau vieillie est caricaturale de ces transformations chimiques. La déshydratation cellulaire, le gain en rigidité et la perte d'élasticité expliquent l'accroissement des plis, l'accentuation des rides. Les cellules cutanées n'assurent plus leur travail : la transpiration

16. J. Hamburger, « Existe-t-il un système tueur endogène assurant la mort dite naturelle ? », *Médecine-Science*, 1985, 1, p. 203-205.

est modifiée, la cicatrisation perturbée, et la protection altérée. Les cellules vieillissantes, ne se renouvelant plus, desquament et se kératinisent.

Dans tous les tissus de l'organisme, le vieillissement imprime pareillement diminution de volume, rigidification et ralentissement fonctionnel. La nature de la répercussion dépend évidemment de la spécialisation fonctionnelle du tissu vieillissant. Les différences intertissulaires sont malgré tout plus quantitatives que qualitatives : les dégâts cellulaires du vieillissement sont constants, la seule variable est la vitesse du vieillissement qui fluctue d'un tissu à un autre et d'un individu à un autre. Il est donc parfaitement licite d'espérer en une thérapeutique universelle du vieillissement, conçue en fonction de ses marques cellulaires et moléculaires pour essayer d'y remédier.

Reprenons le problème des radicaux libres dont il a déjà été question, car il est exemplaire des possibilités thérapeutiques périphériques du vieillissement. L'ion superoxyde est le plus abondant et l'un des plus réactifs, pouvant générer d'autres radicaux libres par des réactions en chaîne. De petites quantités d'ion superoxyde sont formées normalement au cours de la respiration et des processus chimiques organisant les membranes cellulaires. Leur production augmente nettement dans deux circonstances particulières, le vieillissement et, comme on pouvait s'y attendre, l'exposition aux ultraviolets. Leur élévation est due chez le sujet âgé à la diminution des enzymes capables de les neutraliser et de les éliminer (que l'on dénomme superoxyde-dismutases, catalases et peroxydases). Le malonedialdéhyde est un superoxyde assez facilement dosable qui pourrait être un témoin fiable des peroxydations et du vieillissement cellulaire. Chez l'animal, son taux sanguin augmente avec l'âge ; incubé avec des spermatozoïdes, il en réduit la mobilité. L'excès de superoxydes dégrade de nombreux constituants cellulaires, des protéines (telles que des enzymes et du collagène), des acides nucléiques et des acides gras insaturés contenus dans les membranes cellulaires, ce qui provoque leur dégradation structurale et fonctionnelle. De plus, certains superoxydes (le malonedialdéhyde en particulier) établissent par leurs extrémités des liaisons avec des chaînes moléculaires voisines, les reliant entre elles en créant des structures non physiologiques. Ces chaînes moléculaires ainsi bloquées perdent leur souplesse et leurs fonctions. Il est probable que des liaisons croisées par superoxydes se produisent assez tôt dans l'existence, en restant longtemps silencieuses. Puis, au fur et à mesure du vieillissement, le processus s'intensifie et s'accélère, entraînant une véritable rigidification des structures cellulaires et un déclin des fonctions métaboliques cellulaires. Cette théorie des liaisons croisées explique les atteintes séniles du collagène et des fibres élastiques de la peau, des os, des tendons et autres structures organiques. L'excès de malonedialdéhyde explique le vieillissement des neurones, la diminution de leurs échanges membranaires, de la synthèse de leurs enzymes et de leurs neurotransmetteurs. Les dépôts lipofuchsiniques, qui sont depuis longtemps considérés comme le signe le plus constant et le plus général de la sénescence cérébrale, sont essentiellement constitués de polymères et de complexes lipidiques du malonedialdéhyde. On retrouve ces pigments de vieillesse, constitués de dérivés du malonedialdéhyde, dans tous les organes, particulièrement dans le cœur, les plaques d'athérome des parois artérielles et la peau.

La découverte des peroxydations et de leur rôle néfaste ouvre à l'évidence une ère thérapeutique nouvelle. De la découverte d'agents capables de diminuer la formation de superoxydes, de les neutraliser ou d'inhiber leur action, dépend la mise au point de médicaments de la vieillesse, capables d'effacer les marques du temps biologique. A condition, naturellement, que la théorie des superoxydes soit exacte. « Pour l'être humain, les meilleurs exterminateurs potentiels de radicaux libres sont la vitamine E, le sélénium, l'additif alimentaire BHT (bishydroxytoluène), probablement la vitamine C, ainsi que les acides aminés contenant du soufre sous la forme SH, plus particulièrement la cystéine et la méthionine [17]. » L'activité de la vitamine E est plausible à la fois *in vitro* et *in vivo* : la division de cellules mises en culture est facilitée

17. R. Walford, *op. cit.*, p. 161.

72

par l'addition de vitamine E ; la longévité d'animaux de laboratoire est également augmentée par la vitamine E. Le BHT accroît aussi la longévité et réduit les « cassures » de l'acide désoxyribonucléique provoquées par une substance cancérigène ; il réprime même chez l'animal l'apparition de tumeurs cutanées. Les antioxydants contenant du soufre sous forme réduite ont également déterminé des résultats intéressants. D'autres substances encore ont été suggérées que l'on détaillera plus loin.

Mais que font donc les gériatres si les données expérimentales sont aussi nombreuses et fortes ? Pourquoi la lutte médicamenteuse du vieillissement n'est-elle pas dès maintenant entrée en clinique ? Les réponses sont simples. Les études fondamentales sont récentes et les applications encore incertaines. Des inégalités d'action, déterminant d'assez grands changements posologiques, semblent exister entre les espèces et les individus. Les antioxydants, prescrits à trop fortes doses, peuvent donner lieu à des effets secondaires gênants.

Il faut attendre toutes les vérifications indispensables pour affirmer leur efficacité et leur innocuité. Mais il apparaît clairement quand même que la thérapeutique chimique du vieillissement cellulaire est entrée dans le domaine des réalités.

Les gènes sont désormais accessibles aux biologistes. Ils sont repérables par des « sondes » et, plus surprenant encore, ils sont modifiables. Des gènes différents peuvent leur être substitués. Pour ce faire, on clone le gène que l'on veut mettre en place (c'est-à-dire une séquence précise de nucléotides obtenue par chimie de synthèse) dans le génome d'une cellule vivante capable d'infecter les cellules que l'on cherche à modifier. On utilise comme vecteurs principaux des rétrovirus qui, pour se multiplier, s'intègrent dans l'acide désoxyribonucléique de la cellule qu'ils infectent.

En quelque dix années, les *biotechnologies* — c'est-à-dire les techniques concernant les gènes — ont fait des progrès considérables. En 1973, c'était le premier succès, le premier clonage d'un gène étranger dans une bactérie : des bactéries s'avéraient capables de produire une substance étrangère grâce à l'introduction dans leur génome d'un programme étranger. Des médicaments (insuline et hormone de croissance) sont produits de la sorte. Mais aujourd'hui, un énorme pas de plus est franchi en envisageant le remplacement d'un gène par un autre. D'un gène évidemment responsable d'un programme anormal par un gène normal.

La *thérapie génétique*, comme la nomme F. Gros[18], n'en est qu'à ses premiers pas. Deux procédés sont théoriquement possibles. D'une part, la correction au tout début de la vie, dans un ovocyte fécondé, du génome défectueux, ce qui assure aux générations ultérieures de profiter et de véhiculer le nouveau trait génétique. Et, d'autre part, la correction du matériel héréditaire de cellules différenciées, somatiques, c'est-à-dire non reproductibles. Le premier procédé, qui a déjà été appliqué avec succès à l'animal, est récusé chez l'homme en raison des problèmes moraux considérables qu'il soulève. Le deuxième, en revanche, n'est pas condamnable si la technique de transfert du gène correcteur n'expose pas à des activations sauvages du génome. On pense dès maintenant l'utiliser dans quelques maladies héréditaires très rares et précises donnant lieu à un désordre très grave mais très limité. Les déficits en enzymes, adénosine-déaminase et purine-nucléoside de phosphorylase, qui touchent une soixantaine d'individus dans le monde (atteints d'un déficit immunitaire), et ceux d'une enzyme du métabolisme de l'acide urique (responsables de troubles musculaires et mentaux), sont les cas les plus discutés de nos jours.

Puisque le vieillissement est une série de désordres tissulaires programmés par l'hérédité, ne peut-on concevoir qu'ils soient un jour justiciables d'une thérapie génétique ? Au moins pour éviter les problèmes éthiques insolubles, dans sa forme acceptable, de réparation des cellules somatiques ? N'est-ce pas là une solution à retenir pour réparer à la carte les tissus atteints de décrépitude ? Restaurant, par exemple, la puissance sexuelle ou redonnant l'énergie à un muscle cardiaque défaillant ?

18. F. Gros, *Les Secrets du gène*, Paris, Éd. O. Jacob, 1986, p. 202.

La complexité de la réparation, l'incertitude des dégâts méritant correction et l'immaturité des méthodes correctrices font que ces interrogations relèvent encore de la pure utopie. Mais les progrès de la science feront peut-être sourire un jour des incertitudes et des appréhensions contemporaines.

4. Décrépitudes

Les médecins ne sont plus des Sganarelle ou des Cottard ridicules de prétention et d'ignorance. Ce sont des cliniciens compétents, experts à reconnaître le mal et à le traiter. La précarité de la vie des petits enfants est une crainte qui n'a plus cours et les pannes de santé de l'âge adulte sont habituellement de simples alertes auxquelles mettent fin des thérapeutiques puissantes et anodines. Le rythme des progrès de la médecine est devenu aussi ou même plus rapide que celui des sciences de l'univers inorganique. De nouvelles prouesses paraissent proches. La connaissance du « temps organique », « du corps tout entier occupé à vieillir »[1], ne va-t-elle pas, ainsi qu'il vient d'être dit, aboutir à des traitements révolutionnaires qui soulagent les infirmités séniles ?

En fait, le bilan de la médecine contemporaine appelle à plus de réserves lorsqu'on considère toutes les zones d'ombre. On constate en effet que la médecine et la biologie, en sauvant des âmes jeunes, ont fait naître de grandes vieillesses et rassemblé des cohortes décrépites sans prévoir de remèdes aux infirmités séniles. Le quart, le tiers, voire une part plus grande de la population industrialisée risquent, ainsi que la démographie l'enseigne, d'avoir à subir les vicissitudes de la vieillesse avant qu'aucune médication gériatrique n'ait été mise au point.

De même que des bourgeons ne peuvent éclore sur des branches étiolées, la jeunesse ne peut renaître dans les corps vieillissants. La médecine ne peut s'opposer au temps biologique et

1. P. Morand, *L'Homme pressé*, Paris, Gallimard, 1941, p. 193.

faire en sorte que la vie revienne en arrière. Elle ne peut rallonger la durée de vie qu'en prolongeant la vieillesse.

Le progrès médical a son revers dans le drame gériatrique. Les savants, qui ont permis que la médecine se développe aussi rapidement, ont été atteints de la même insouciance, de la même folie peut-on presque dire, qui paraît devoir frapper tous les inventeurs. Les fantasmes de durée et de bonheur sont balayés par le spectacle de l'usure et des morsures du temps sur le cerveau et sur le corps. « Le drame du vieillard, écrit Simone de Beauvoir, c'est bien souvent qu'il ne peut plus ce qu'il veut. Il conçoit, il projette, et, au moment d'exécuter, son organisme se dérobe ; la fatigue casse ses élans ; il cherche des souvenirs à travers des brumes ; sa pensée se détourne de l'objet qu'elle s'était fixé. La vieillesse est alors ressentie, même sans accident pathologique, comme une sorte de maladie mentale où l'on connaît l'angoisse de s'échapper à soi-même[2]. » Est-ce à ce portrait sinistre qu'aspirent les millions d'hommes qui se réjouissent d'une médecine qui leur permettra de vivre longtemps ?

Il est temps de prendre conscience de la perversité de notre médecine. D'autant plus qu'à la déchéance du corps et du jugement du vieillard, s'ajoute aujourd'hui une menace supplémentaire, celle de la dépression psychique. L'insatisfaction devant le chemin parcouru, l'impossibilité d'entreprendre la moindre correction, l'angoisse de mourir, bref une sensation générale d'inutilité, peuvent devenir des préoccupations de tous les instants. Est-ce là les sentiments que les hommes souhaitent au soir de leur vie ?

Les vieillards mettent de plus en plus souvent fin à leurs jours, souvent par pendaison. La fréquence des suicides chez les Français de moins de 20 ans est de 7,3 pour 100 000. A 70 ans, elle passe à 49 pour 100 000 et à 124 pour 100 000 entre 75 et 85 ans. A 90 ans, elle atteint 154 pour 100 000. Elle est trois à quatre fois inférieure chez les Françaises, mais l'effet de l'âge y est aussi net[3].

Le suicide des vieillards n'est-il pas la preuve irrécusable d'une

2. S. de Beauvoir, *op. cit.*, t. II, p. 61.
3. A. Philippe et F. Davidson, « Les suicides en France », *Rev. Epidem. Santé publ.*, 1985, 6, p. 81.

erreur fondamentale de notre médecine, partie sans doute pour faire le bien, mais qui n'a souvent abouti qu'au pire ? Il est temps de prendre conscience de l'urgence d'une nouvelle médecine gériatrique.

Un cerveau qui ne commande plus.

Le cerveau est l'organe où la marque du temps est la plus significative. La sénilité peut n'être qu'une perte de mémoire des faits anciens, ou concerner plusieurs fonctions cérébrales réalisant un gâtisme plus ou moins complet. La variété clinique est grande, mais, au sein de la pathologie neuropsychiatrique de la sénescence, l'évolution vers la démence, terrifiante par son aspect et ses conséquences, doit être individualisée.

350 000 Français ayant atteint ou dépassé 60 ans ont perdu la raison. Leur cerveau embrumé, inconscient du temps présent, ne fonctionne que sur l'expérience reçue dans un passé reculé. Un rejet ou une incapacité à apprendre crispe la mémoire sur des points de repère anciens et figés. Les émotions, les sentiments, disparaissent en même temps que la raison : le naufrage est complet. Dans chaque pays occidental, la charge affective et pécuniaire de la démence sénile est la même : 5 à 7 % de la population âgée (de plus de 60 ans) sont atteints, 15 % des personnes ayant dépassé 80 ans. Les États-Unis comptent, en 1985, 2 millions de déments âgés. Si la thérapeutique reste aussi inexistante qu'elle l'est aujourd'hui, les couches âgées de la population augmentant, la démence sénile sera la première préoccupation médicale de la fin de ce millénaire ; 4 800 000 Américains seront touchés en l'an 2030, quelque 300 000 personnes y succomberont directement.

Le naufrage de la pensée est continu à partir des premières pertes de mémoire et de jugement. A l'affaiblissement intellectuel s'associent en quelques mois, parfois en quelques années, des troubles du langage, de la motricité et de la reconnaissance des objets. Les malades, dépossédés des repères élémentaires, en viennent à ignorer l'endroit où ils se trouvent ; les portes des toilettes et des décharges des établissements gériatriques doivent être peintes avec des couleurs différentes pour éviter que les déments ne commettent de tragiques méprises. Les débuts de la maladie sont perçus par les sujets vieillissants, et le recours à des façades de convenance sociale ou à des formules oratoires toutes faites leur permette de faire belle figure jusqu'à ce que la profondeur de l'amnésie empêche le maquillage. En quelques mois, habituellement quelques années, à la déchéance de l'intellect s'associent des troubles de caractère (égocentrisme par exemple), des pulsions (gloutonnerie), des troubles du sommeil avec turbulence nocturne, et des attitudes régressives et décadentes (incontinence, manipulation des excréments). La mort survient dans un asile par infection, dénutrition ou accident, dans une déchéance insoutenable.

Cette symptomatologie tragique est principalement due à une dégénérescence particulière du cerveau, identifiée en 1906 par un médecin allemand, Aloïs Alzheimer. De place en place, surtout dans les neurones d'une région particulière du cerveau que l'on dénomme l'hippocampe, des dépôts de pigments, de granulations et de fibrilles d'une substance blanchâtre dite amyloïde s'organisent. Ces lésions cumulent dans certaines zones neuronales et peuvent être perçues à l'œil nu sous forme de « plaques ». Beaucoup de neurones ont disparu. L'organisation de câblage (assurée par l'articulation des extrémités longues et courtes des cellules nerveuses) est raréfiée. Le cortex cérébral dans son ensemble est atrophié comme le montrent clairement les nouveaux procédés d'imagerie, la résonance magnétique nucléaire en particulier. A ces changements morphologiques est associé, sans doute comme conséquence, un abaissement du niveau de la plupart des messagers chimiques neuronaux et de leurs récepteurs qui assurent l'assemblage fonctionnel des neurones. L'utilisation du glucose par le cerveau est diminuée, témoignant de la baisse d'activité fonctionnelle [4].

4. *Aging and the brain, an international symposium of the Fondation cardiologique de la princesse Liliane de Belgique*, R. D. Terry éd., Raven Press, 1987 (in press).

Dans les années 1970-1975, on crut avoir découvert la cause de la maladie d'Alzheimer, trois maladies présentant des similitudes avec la démence, et dues au développement d'un virus dans le cerveau. On pouvait donc par déduction espérer traiter la maladie d'Alzheimer comme on traitait des maladies virales, par un vaccin ou des antibiotiques. De ces trois maladies, la première est une maladie des ovidés, la *tremblante du mouton*, que l'on dénomme aussi la scrapie, semblable en bien des points à la maladie d'Alzheimer, due à un virus parfaitement identifiable. La seconde est une maladie nerveuse, le *kuru*, qui frappe certains guerriers en Nouvelle-Guinée où les tribus anthropophages sont encore nombreuses. Ceux qui en sont atteints mangent le cerveau de leurs victimes, et sont contaminés par les virus qu'ils contiennent. La troisième est apparue aux États-Unis où l'on traitait les *nanismes sévères* par de l'hormone de croissance humaine extraite de cerveaux de cadavres. Plusieurs enfants moururent d'une maladie nerveuse provoquée par un virus contaminant les extraits hypophysaires.

On savait depuis longtemps que des virus peuvent infester le cerveau et y provoquer des encéphalites, maladies exubérantes, généralement aiguës, convulsives et fébriles, n'ayant pas de parenté symptomatique apparente avec la démence chronique d'Alzheimer. La tremblante, le kuru et les accidents du traitement par l'hormone de croissance fournirent des arguments nouveaux, fortuits mais assez forts, en faveur de l'origine virale de cette maladie : leurs symptômes étant ceux d'une démence progressive, et surtout leurs lésions étant assez proches des « plaques » de démence sénile. Une protéine particulière des plaques fut même accusée d'être directement responsable de l'infection, et donc de la démence. On la baptisa *Prion* pour « *Proteinous Infectious Particle* ».

Mais des recherches faites sur Prion n'ont pas donné de résultats francs : le gène qui préside à la formation de Prion existe dans les cellules saines comme dans les cellules malades. Ainsi, l'origine virale de la démence sénile est encore incertaine.

On a cherché les causes de la maladie d'Alzheimer dans des

métaux lourds. Certains d'entre eux, l'aluminium, le plomb et le zinc pourraient pénétrer à l'intérieur du cerveau et y provoquer des lésions neuro-fibrillaires neuronales caractéristiques de la démence d'Alzheimer. Des taux élevés d'aluminium ont été trouvés dans des plaques séniles, mais il n'est pas prouvé que ce métal puisse induire leur formation. Il est donc prématuré d'admettre que la démence d'Alzheimer soit la simple conséquence de l'absorption de quantités excessives d'aluminium, et d'incriminer, comme cela vient d'être fait aux États-Unis, la responsabilité de pluies acides, capables de solubiliser l'aluminium du sol...

Quelques biologistes invoquent un mécanisme immunitaire en raison du déséquilibre progressif de l'appareil immunologique qui survient chez le sujet âgé. D'autres, enfin, sont concernés par des mécanismes héréditaires. Certaines familles, en effet, comptent une proportion frappante de démences séniles. Des études récentes de génétique clinique situent même le gène de la démence sur la 21e paire de chromosomes. Les premiers désordres de la pensée peuvent apparaître très tôt, vers la cinquantaine, voire la quarantaine. Une famille illustre, suivie à l'hôpital de la Salpêtrière, originaire de la Calabre, riche de 1 500 sujets, compte 45 individus atteints de maladie d'Alzheimer.

A l'incertitude sur les mécanismes de la démence d'Alzheimer correspond naturellement une impuissance thérapeutique absolue. Les industries pharmaceutiques ont mis au point des produits qui agiraient en restaurant l'activité cérébrale, par amélioration du débit sanguin cérébral ou du métabolisme énergétique des cellules nerveuses. Mais les résultats sont insignifiants. Le domaine des neurotransmetteurs et des hormones soulève de faibles espérances : la concentration de certains messagers neuronaux (l'acétylcholine surtout, également la sérotonine, la noradrénaline et l'acide gamma-aminobutyrique) est diminuée dans les zones cérébrales touchées par la démence sénile ; des tentatives de substitution, par administration de la substance manquante, se sont avérées quelque peu efficaces, mais pas au point de constituer un remède. Enfin des hormones, la vasopressine et la somatostatine surtout, paraissent également impliquées dans les mécanismes de mémorisation, et l'on envisage aussi qu'une compensation hormonale puisse avoir un certain intérêt. Des thérapeutiques plus audacieuses ont même été imaginées dernièrement sous forme de greffes de neurones : des neurones des régions cérébrales spécialisées dans la mémoire provenant de cerveaux de fœtus, paraissent pouvoir être greffés avec succès dans un cerveau sénile.

Une difficulté supplémentaire, considérable, gêne le travail des neurobiologistes. La démence sénile est loin d'être toujours attribuable à une maladie d'Alzheimer telle qu'elle vient d'être définie. D'autres désordres, d'autres maladies, peuvent aboutir à une même détérioration globale, progressive et irréversible des fonctions intellectuelles. La démence n'est qu'un syndrome pouvant résulter de mécanismes très divers, de sclérose et d'hémorragies artérielles surtout ; la démence complique aussi l'évolution de certaines maladies psychiatriques (dépressions au premier chef) et neurologiques (maladie de Parkinson). Les difficultés de l'exploration des fonctions cérébrales, la localisation abyssale du cerveau, expliquent cette confusion. On conçoit les questions fondamentales qui découlent de ces incertitudes. Quelles sont les démences dues à des maladies surimposées au vieillissement physiologique, et que l'on peut espérer guérir ? Quelle est la symptomatologie du vieillissement physiologique et, même, existe-t-il ?

L'évolution anatomique le suggère. Comme tous les tissus de l'organisme, le poids du cerveau varie avec l'âge, augmentant jusqu'à la croissance et diminuant progressivement ensuite. Le poids maximum (1 350 grammes) est atteint entre 25 et 35 ans. Puis la régression commence, 10 % pouvant être perdus de 35 à 90 ans. Cette involution est due, au moins en plus grande partie, à une perte d'eau. Tous les viscères subissent ce phénomène en vieillissant et la déshydratation du cerveau n'est aucunement spécifique. Elle peut néanmoins jouer un rôle dans la diminution de certaines performances intellectuelles, comme la déshydratation musculaire peut expliquer la perte des forces physiques. Mais une autre manifestation du vieillissement, la diminution du nombre des neurones cérébraux, est plus souvent prise en compte dans les tentatives d'explication de la sénilité cérébrale.

La multiplication des cellules cérébrales primitives cesse environ 2 mois avant la naissance d'un fœtus humain. Quelque 12-14 milliards de neurones ont été formés et connectés pour que fonctionne la machinerie du cerveau humain, capable de pensée, de langage, de perception sensorielle et d'incitation motrice. La mise en place des neurones a été explosive, culminant entre la 10ᵉ et la 20ᵉ semaine de la vie fœtale au rythme de 250 000 par minute. A la naissance cependant, cette prolifération vertigineuse est définitivement close : chaque homme a atteint son stock définitif de neurones. Chaque cerveau est alors libre de « s'autoconstruire à partir des forces du patrimoine génétique et de l'environnement », selon la formule condensée de F. Lhermitte[5]. Le nombre de neurones diminue chaque jour après la naissance. Au troisième et au quatrième âge, la perte quotidienne atteint près ou plus de 100 000. Les calculs d'un neurobiologiste américain, H. Brody, ont abouti à estimer que la moitié du capital neuronal acquis à la naissance disparaît en une vie d'homme. Il ne resterait plus que quelque 3 milliards de neurones vers la centième année ! Par ailleurs, il semble que les liaisons entre ces neurones, un fin câblage de dendrites et de synapses, diminuent elles aussi.

Il était tentant de rapprocher les manifestations cliniques du vieillissement de ce bouleversement de l'organisation neuronale. La mémoire ne résulte-t-elle pas, au moins partiellement, de contacts interneuronaux ? L'apprentissage ne dépend-il pas aussi de la plasticité de l'articulation dendritique ? Les troubles du gâtisme débutant, du petit radotage, trouvent une explication facile dans la perte neuronale. De même, l'emprisonnement dans des concepts acquis, accumulés depuis la naissance, et la diminution des capacités d'apprentissage, si caractéristiques de la sénescence, pourraient être la conséquence de la disparition de neurones adaptables au profit de neurones rigidifiés dans des organisations anciennes.

Assimiler le vieillissement cérébral à une simple diminution quantitative des neurones laisse évidemment peu d'espérance thé-

---

5. F. Lhermitte, « Le cerveau et la pensée ou la matière de l'esprit », *Bull. Acad. Nat. Méd.*, 1982, n° 166, p. 489-508.

rapeutique. En réalité, des indications récentes suggèrent que l'accusation de la perte neuronale est peut-être excessive : les diminutions de neurones ont été enregistrées dans des régions accessibles du cerveau et il n'est pas certain que les autres régions du cerveau, et en particulier les régions profondes, soient affectées de la même manière. Certains chercheurs en sont même venus à dénier toute responsabilité au nombre de neurones, ouvrant du même coup des perspectives plus optimistes à la recherche thérapeutique. Mais quelles stratégies faut-il adopter, alors que la corrélation anatomo-clinique n'est pas terminée ? Alors qu'on ne sait pas si le naufrage sénile de l'esprit s'inscrit dans une histoire naturelle du vieillissement ou s'il est épiphénomène, maladie intercurrente ? Quelle est la cause de la lucidité des vieillards illustres ? Une génétique complaisante ou l'exercice mental ? Malgré les promesses de quelques camelots de l'industrie pharmaceutique, malgré quelques éclairages récents des neurosciences, notre ignorance est entière : 1 vieillard sur 4 est inéluctablement condamné à subir la désintégration de sa pensée.

A la détérioration des aptitudes cognitives et mnésiques, s'associent assez fréquemment des manifestations psychiatriques. Au « modèle organique » de la sénilité cérébrale, s'ajoute, comme le disent les psychiatres, un « modèle psychiatrique » qui est en quelque sorte la caricature des réactions affectives communément dépendantes du vieillissement. En toile de fond du psychisme, la tristesse ou même la dépression, dues à la perspective de la proximité de la mort, l'insatisfaction de l'existence passée, la perception de l'immuabilité des résultats acquis et de l'éloignement de la société. Le vieillard hésite « à tout retenir ou à tout lâcher[6] ». Dans le premier cas, sa mélancolie est active, mêlée de ressassement de toutes les valeurs établies autrefois avec peine et balayées par les générations montantes. L'exaspération peut aller jusqu'à l'agitation et l'invective. Les délires substituent une pensée artificielle et fantoche à la pensée naturelle et déçue.

---

6. Y. Pelicier, *Modèles psychopathologiques et Capacité d'arbitrage des contraintes chez le sujet âgé. Adaptabilité et vieillissement*, Paris, Centre international de gérontologie sociale, 1980, 1, p. 67-73.

Dans le deuxième cas, la dépression évolue vers la soumission et la régression. Les vieillards sont condamnés à une demi-cécité, à une totale surdité. « Murés en eux-mêmes, ils tombent dans un marasme qui les détourne de lutter contre le déclin. Une déchéance partielle entraîne souvent une abdication qui est suivie sur tous les plans d'une rapide dégringolade[7]. » Que le balancier psychiatrique accélère sa course dans un sens ou dans l'autre, et des bouleversements profonds de la pensée apparaissent avec des états délirants ou démentiels. Le vieillard n'est alors plus rien. Il dépend entièrement des médecins, de leurs soins et des remèdes organiques dont l'utilité est en fait bien restreinte.

Un corps qui n'obéit plus.

Selon la légende grecque, la déesse Aurore obtint des dieux que son époux Thiton devienne, lui aussi, immortel. Mais elle avait omis de demander lors de sa prière qu'il conserve toujours son jeune âge. Thiton fut préservé de la mort, mais ne cessa de vieillir. L'ambroisie qu'Aurore lui donnait chaque jour pour qu'il garde sa jeunesse ne fit rien, et Thiton tomba en décrépitude, se ratatina et se dessécha. Thiton implora alors les dieux de le délivrer du vieillissement auquel il était inexorablement soumis. Les dieux miséricordieux acceptèrent sa requête, et Thiton fut changé en cigale, un animal qui ne sait rien et ne comprend rien.

Ne sommes-nous pas menacés du même calvaire que Thiton en prétendant accéder à la grande vieillesse ? Peut-être même accentué par le contraste actuel entre l'activité et la productivité de la jeunesse qui ne cessent de croître et le déclin de l'âge contre lequel la médecine est impuissante ? La vieillesse ne serait-elle d'ailleurs pas, par essence, une période de déclin et donc de souffrance ? Une souffrance de l'esprit ainsi que nous l'avons vu, mais

7. P. Léautaud, *Journal littéraire*, t. XI, *1935-1937*, Paris, Mercure de France, 1961, p. 47 (10 juillet 1935).

aussi une souffrance du corps appréhendée depuis que l'homme existe. Les papyrus philosophiques de l'Ancienne Égypte abondent d'interrogations, d'anxiétés, de répugnance vis-à-vis de la vieillesse. « Comme est pénible la fin d'un vieillard ! », s'écrie Ptah-Hotep en 2050 avant Jésus-Christ. « Il s'affaiblit chaque jour ; sa vue baisse, ses oreilles deviennent sourdes ; sa force décline ; son cœur n'a plus de repos ; sa bouche devient silencieuse et ne parle point. Ses facultés intellectuelles diminuent, et il lui devient impossible de se rappeler aujourd'hui ce que fut hier. Tous ses os sont douloureux. Les préoccupations auxquelles on s'adonnait naguère avec plaisir ne s'accomplissent plus qu'avec peine et le sens du goût disparaît. La vieillesse est le pire des malheurs qui puisse affliger l'homme. Le nez se bouche et on ne peut plus rien sentir[8]. »

Est-il réellement sage de vouloir augmenter le temps où la laideur et l'inutilité s'ajoutent à l'infirmité, détournant les amitiés même des enfants, et attirant le mépris des femmes ? Ne vaut-il pas mieux les Parques noires plutôt qu'une décadence répugnante, que la vieillesse haïssable ? Rien n'est pire que les conditions où la répulsion et la compassion sont aussi proches.

Le vieillissement physique est l'association de deux lésions tissulaires fondamentales : la perte du tissu noble différencié et fonctionnel d'une part, et le développement d'un tissu neutre, de soutien, rigidifiant d'autre part. L'intrication de ces deux altérations est particulièrement nette au niveau des os. La perte des cellules actives du tissu osseux, des ostéoblastes, est cause de minéralisation, de transparence et de fragilisation. Les os s'éclaircissent, deviennent même transparents aux rayons X, l'élaboration de la trame osseuse minéralisée s'y étant ralentie. La raréfaction du tissu osseux est cause de tassements et de fractures. Après 55 ans, la perte osseuse atteint environ 1 % par année. Cette ostéoporose est très apparente sur la colonne vertébrale, qui se déforme et se tasse. Par l'effet combiné du télescopage et de la torsion des structures vertébrales, la taille se réduit progressivement ; certaines femmes perdent ainsi jusqu'à 15 cm. La cambrure des reins disparaît et le

8. S. de Beauvoir, *op. cit.*, p. 148.

thorax s'abaisse de telle façon que les dernières côtes tendent à rejoindre les hanches. Les tassements vertébraux peuvent être responsables de terribles douleurs auxquelles peuvent être associées des douleurs nerveuses qui vont vers la moelle épinière ou qui en proviennent. La sortie de ces nerfs vertébraux hors de la colonne vertébrale est particulièrement vulnérable dans la région lombaire, où les vertèbres supportent le plus grand poids et sont donc le plus sujettes à pincement pour le plus grand dommage du nerf sciatique dont les racines sortent à cet endroit. La tête du fémur supporte des chocs importants ; ce site squelettique est ainsi le plus menacé par la diminution du nombre des cellules osseuses, et les fractures du col du fémur sont extraordinairement fréquentes. La raréfaction osseuse, l'ostéoporose, est souvent diffuse chez la femme où, après la ménopause, à la suite de mécanismes hormonaux, la fonte du capital osseux augmente brusquement et devient trois fois plus importante que chez l'homme. La fragilité osseuse est extrême. Tous les os longs, les côtes, les os du membre supérieur deviennent susceptibles de casser au moindre traumatisme. Chaque année, 25 000 femmes françaises sont ainsi éclopées, victimes de leur sénilité osseuse. Le coût des soins annuels qu'exige la pathologie ostéo-articulaire des sujets âgés atteint aux États-Unis 4 milliards de dollars !

Le tissu cartilagineux qui recouvre les cavités articulaires, assurant le glissement d'un os sur l'autre, réagit aux changements structuraux de la trame osseuse. Les cellules cartilagineuses (les chondrocytes) prolifèrent au contact des os affaiblis ; les fibrilles de collagène augmentent. Les cartilages articulaires deviennent en quelque sorte durs et visqueux à mesure que les os deviennent friables. La réaction de leurs couches superficielles est particulièrement douloureuse et ankylosante. L'enraidissement est d'abord réversible par l'activité ; il devient à la longue insurmontable, et source d'impotence.

Ainsi, progressivement, au fil des années, les os se fragilisent, les articulations s'enraidissent, et les muscles squelettiques situés à leur voisinage s'atrophient. La vie des vieillards est presque constamment embarrassée, très souvent contrariée, parfois menacée par des douleurs et des fractures osseuses, des enraidisse-ments, de l'impotence. Dans leur forme ultime, les détériorations ostéo-articulaires condamnent au grabat.

Les drames de la sénescence des autres tissus peuvent aussi prendre la première place des préoccupations. La vitesse du vieillissement de chaque organe est d'ailleurs éminemment variable d'un individu à un autre. Il peut s'agir de presbytie due à la perte de souplesse du cristallin. D'une cataracte, liée à sa perte de transparence. Ou du retentissement psychique de la ménopause due au vieillissement des follicules ovariens qui perdent la plasticité requise par l'ovulation.

D'une façon générale, aucun remède efficace ne peut être aujourd'hui opposé au vieillissement. Les seules médications dont on dispose vont à l'encontre de la pathologie ostéo-articulaire. Mais leurs effets secondaires, nombreux et sérieux, limitent la durée de leur prescription, et les produits thérapeutiques ne permettent pas de maîtriser les douleurs osseuses proprement dites. Le vieillissement est aussi dans une certaine mesure justiciable de mesures préventives. L'exemple de la pathologie ostéo-articulaire le démontre à nouveau. Les premiers signes du vieillissement ostéo-articulaire apparaissent tôt, dès l'âge de 20 ans chez certains sujets, mais ce vieillissement précoce peut être retardé si la musculature est préservée. Il est en effet acquis que les muscles, en se contractant, mettent en tension les os auxquels ils sont attachés, et que cette tension stimule l'activité des cellules osseuses. C'est à l'insuffisance d'activité musculaire qu'il faut rapporter la raréfaction osseuse que comporte toute restriction d'activité physique. La meilleure thérapeutique du vieillissement ostéo-articulaire est donc l'exercice musculaire commencé dès la jeunesse et continué régulièrement. L'éducation, le niveau social, la force morale individuelle comptent naturellement pour beaucoup dans la réussite ou l'échec. La cohorte des candidats au vieillissement, peu instruite en général de son destin ostéo-articulaire, fait peu pour l'éviter ou le tempérer : l'espoir de vieillesse agile fait place à la dure réalité de vieillesse impotente et douloureuse.

5. Les exclus du soir

Les civilisations anciennes ont exalté leurs vieillards. Dans la Chine de Confucius, les maisons leur étaient soumises. L'Ancien Testament n'est que déférence à l'égard du grand âge : les cheveux blancs sont une couronne d'honneur... « Lève-toi devant les cheveux blancs et sois plein de respect pour un vieillard[1]. » Dans les casernes de Sparte, les vieux étaient à l'honneur, au moins jusqu'à 60 ans. La cité idéale de Platon, qui assure le bonheur des hommes, repose sur la compétence et la connaissance de la vérité ; or, celles-ci ne sont acquises qu'à partir de la cinquantaine ; le gardiennage de la cité est l'œuvre d'une gérontocratie.

Le respect du vieillard n'est plus le même dans les sociétés civilisées modernes. Il n'a certes pas disparu, comme en témoigne la persistance quotidienne d'innombrables preuves d'attention, individuelles et sociales. Mais il n'est plus la priorité institutionnelle qu'il était. La société est devenue indifférente vis-à-vis de la vieillesse à mesure que le progrès technique s'est affirmé. Elle tend à s'organiser aujourd'hui de façon prioritaire, parfois exclusive, autour de ceux qui le génèrent et qui en profitent. Ses membres éliminés de cette consommation, vieillards en tête, qui ne participent plus à l'accélération du progrès, sont devenus de véritables « exclus ». L'insuffisance du rendement de la vieillesse a été perçue dès le XVIIe siècle, comme le rapporte P. Chaunu : « Les vieillards ne sont pas véritablement incapables de courage, quoique les années les rendent moins capables de s'acquitter du

---

1. Lévitique 19, 32.

devoir que cette société exige[2] », reconnaît un observateur de l'époque.

L'évolution technique et industrielle contemporaine, si accélérée, a définitivement réduit la place de la vieillesse. Dans l'univers technique qui est le nôtre, les vieillards ont perdu leur valeur formatrice. En Afrique noire, la disparition d'un vieillard équivaut encore à une diminution du savoir et retire autant au patrimoine culturel que l'incendie des premières bibliothèques a pu le faire dans le monde civilisé. En Europe, en Amérique du Nord et au Japon, où le renouvellement des techniques s'accélère au point de dépasser les capacités d'adaptation d'un travailleur actif, les plus vieux de la société n'apportent plus rien. L'information fait davantage appel aux livres, aux imprimés ou aux banques de données informatisées qu'à la mémoire humaine.

La société moderne tend ainsi à négliger ses vieillards que le progrès a transformés en personnages inutiles et coûteux et qui ne font que rappeler tristement les limites du destin humain. Harassée par les efforts de compétition du temps présent, l'humanité industrialisée néglige le temps à venir et ce qui peut lui rappeler l'écoulement du temps.

Les progrès scientifiques et médicaux sont ainsi à la fois source de malheur et d'évidente contre-productivité : le nombre des personnes vieillissantes et vieillies a été multiplié dans des proportions importantes de façon inappropriée, sans tenir compte des transformations de la société qui s'avère de moins en moins capable de les recueillir. L'évolution démographique est inadaptée à l'évolution technique. Les vieillards d'aujourd'hui reçoivent les camouflets d'une société qui les a pourtant mis en place. Ils sont oubliés de leurs familles, exclus de la société active, et dépossédés.

A la fin du XIXe siècle, l'organisation des familles était compacte dans l'espace et dans le temps. Les générations âgées, peu nombreuses, cohabitaient avec les plus jeunes dans un emplacement fixe et précis, reconnu comme devant être celui du développement familial. A la campagne, malgré les tensions pouvant se développer

2. C. de Rochefort, cité par P. Chaunu, *Histoire et Décadence*, Paris, Perrin, 1981, p. 73.

92

entre des fils et des gendres jeunes, aux bras forts, et des parents âgés voués par leur diminution physique à la passivité, on habite sous le même toit et sur la même terre. Les vieux reçoivent leur nourriture, mais ils la préparent en retour pour ceux qui l'extraient de la terre. Ils les font profiter de leur expérience pour l'amélioration des rendements agricoles et la prévision du temps. Dans une société primitive, l'enfant orphelin, le grand vieillard, le handicapé ou le fou, sont pris en charge sans gêne excessive par la communauté villageoise.

A la ville, malgré la verticalisation de l'univers, les vieux et les jeunes cohabitent néanmoins de façon aussi harmonieuse car, tant chez les marchands que chez les artisans, la diminution physique des aïeux est compensée par leur savoir, essentiel à l'épanouissement de la profession familiale. Les différentes couches d'âge sont unies par une symbiose extrêmement forte. Dans le passé, les familles dispersées par des événements violents (misère, révolutions) sont toujours restées unies, particulièrement lorsqu'elles immigraient dans une nouvelle terre. Qu'il s'agisse de l'implantation à Vienne des habitants dispersés des terres de la couronne des Habsbourg ou de l'immigration irlandaise ou italienne en Amérique du Nord, le noyau familial est resté à la base de la restructuration sociale.

Les vertus de la famille sont toujours vives en notre XXe siècle. Elles président à l'élaboration des fêtes rituelles. Elles représentent un refuge dans les périodes de crise ; les dirigeants plaident alors en leur faveur et les citoyens les acceptent avec avidité. Mais l'industrialisation a provoqué des déchirures irréversibles dans la structuration familiale. Des changements sociologiques et démographiques profonds ont disloqué la sédimentation des diverses générations au même endroit. Les vieillards ont été éjectés du *nucleus* familial. Ils sont désormais entourés de vide social et d'ennui. On compte aujourd'hui plus de 50 % de personnes seules dans la région parisienne, dont les quatre cinquièmes sont des femmes, en raison de la surmortalité masculine.

L'éclatement des familles des nouvelles classes d'ouvriers et d'artisans est d'abord venu de la séparation du foyer familial et du lieu de travail. De grandes distances séparent les nouvelles industries, généralement concentrées en des sites accessibles, et les foyers ancestraux souvent reculés. Des groupements et des concentrations d'artisanats se sont faits hors des sites d'habitation des travailleurs pour accélérer leur production. Même dans le milieu paysan où l'écologie et l'unicité de la famille sont beaucoup plus préservées, les mêmes éclatements se produisent : l'industrialisation de l'agriculture casse, comme dans les autres secteurs, le rapprochement des générations.

La deuxième cause de l'éclatement familial est paradoxalement liée à l'amélioration des conditions de vie de la société industrialisée, à son enrichissement. Tout jeune couple peut désormais prétendre avoir son propre logement et a acquis des prétentions de loisirs. D'où découle la double exigence de n'avoir ni enfants ni personnes âgées à charge.

Enfin, la dissolution familiale est liée à l'augmentation de la durée de la vie et la multiplication des générations qui en découle. Les grands-parents paraissaient, il y a encore peu de temps, des ancêtres lointains et intouchables. Aujourd'hui, des sujets appartenant à quatre générations différentes — par exemple âgés respectivement de 80, 55, 25 et 5 ans — peuvent coexister. Plusieurs familles à 5 générations ont été étudiées récemment par des sociologues américains et danois. Les générations d'âge intermédiaire se plaignent d'avoir deux fois plus de charges qu'autrefois. Il leur faut prendre en charge leurs parents âgés, et s'occuper aussi de l'éducation de leurs petits-enfants, parce que leurs parents sont souvent trop jeunes pour avoir toutes les ressources nécessaires. De plus, les grands-parents, encore jeunes, pris en tenaille entre des vieux et des jeunes, ont leur propre travail. Assaillis par trop de charges, ils en rejettent un certain nombre : rarement leur activité professionnelle ou leurs petits-enfants, mais plus souvent les vieillards. Les tensions entre les différentes strates familiales peuvent faire éclater les domiciles traditionnels. L'éviction des vieillards est accélérée par un changement de hiérarchie des priorités familiales, le conjoint ayant la priorité sur les parents.

La définition de la famille a été profondément bouleversée enfin sous l'influence de multiples changements de la morale, de la sexualité et de la religion. L'augmentation des couples sans enfant, des unions libres et « mariages à l'essai », des divorces, a désinstitutionnalisé la famille. « Son réseau associatif, fortement serré pendant des millénaires, est brusquement devenu une organisation assez lâche, qui s'édifie assez librement en fonction de sa seule autoperception et autodéfinition en tant que groupe [3]. » Les familles constituées au sein de « communautés californiennes » sont encore fondées sur le couple, mais ont clairement évacué les générations âgées. Le champ émotionnel et affectif se rétrécit encore plus, parfois sur une génération, lorsque les enfants prennent leur indépendance. Cette nouvelle dimension est confortée par le changement de comportement des jeunes enfants par rapport à leurs parents : le détachement des enfants est aujourd'hui interprété comme un signe de maturité, alors que des liens filiaux trop étroits paraissent relever de la névrose. Par ailleurs, des spécialistes des sciences morales, particulièrement nombreux aux États-Unis dans les années cinquante, ont vanté les mérites de la famille « nucléaire isolée », seule capable d'assurer au mieux la relation matrimoniale. Voici ce que l'on trouvait alors dans des manuels de sociologie universitaires : « S'il existe un problème avec la belle-famille, le jeune couple doit tout d'abord être sûr de la perspective qu'il cherche. Le succès de son union doit passer avant tout, y compris avant l'attachement aux parents. Sinon, l'individu fait preuve d'immaturité. » Ou encore : « Un fort attachement à des membres de la famille, que ce soit les parents ou les frères et sœurs, accentue les difficultés normales qui accompagnent la réalisation du rôle escompté dans le mariage. » Ou enfin : « N'habitez pas avec vos parents ou beaux-parents, ni dans leur voisinage, ne les laissez pas cohabiter avec vous [4]. »

Les statistiques des recensements canadiens et américains témoignent du déclin de la cohabitation des parents âgés avec leurs

3. L. Rosenmayr, « Évolution socioculturelle des relations entre la famille et ses membres âgés », *Xe Conférence internationale de gérontologie sociale*, Paris, CIGS, 1982, p. 51-63.

4. S. McIrvin Abu-Laban, « Relations parent-enfant au cours de la vieillesse », *Xe Conférence internationale de gérontologie sociale*, Paris, CIGS, 1982, p. 255-263.

enfants adultes. Dans le cas des États-Unis, au début du siècle, plus de 60 % des personnes de 65 ans et plus vivaient avec un de leurs enfants. Mais, en 1970, 18 % seulement des personnes de ce groupe d'âge vivaient avec au moins un de leurs enfants. En 1940, cette proportion passe à 33 %. A Toronto, au Canada, une étude a été faite sur des couples protestants d'origine anglo-celtique, de classe moyenne, mariés depuis 15 ans au moins. Autrefois, plus de la moitié de ces couples avaient habité chez leurs parents ou leurs beaux-parents à un moment donné après leur mariage. Aujourd'hui, la proportion est beaucoup plus faible. Une recherche européenne conduite en Grande-Bretagne et au Danemark aboutit aux mêmes conclusions.

Le développement de la société industrialisée contient ainsi de nombreux germes d'exclusion des vieillards. Le maintien de la croissance industrielle et l'augmentation numérique des personnes âgées aboutit inéluctablement à la formation d'un vaste isolat gériatrique, tragique dépotoir de solitude, d'angoisse et de misères physiques. L'industrialisation engendre la construction des « cités du troisième âge ».

L'exclusion conduit parfois les vieillards à la campagne où ils espèrent éventuellement retrouver des souvenirs ancestraux et connaître la sérénité. Ils n'y trouvent en fait que des motifs d'aggravation de leur solitude, et des difficultés d'existence imprévues. L'exclusion dans la ville devient ainsi de plus en plus fréquente. Mais les distractions qu'apporte la ville sont annulées par l'indifférence et la brutalité des citoyens et par la dureté de l'environnement. Les arrêts de train et d'autobus sont souvent trop brefs pour que les personnes âgées soient à l'aise ; les transports publics n'ont-ils pas été conçus davantage pour faciliter l'activité des générations laborieuses que pour balader des retraités ? Le veuvage est vécu comme une exclusion et un calvaire physique et moral. Quelque 70 000 dames âgées vivent seules dans l'agglomération parisienne. On les savait sujettes à l'usure et à la dépression. Elles sont devenues en plus les cibles choisies des malfrats.

L'importance et le malheur de l'isolat gériatrique iront croissant. N'est-il pas temps de soulager cette plaie de notre société ?

Non sans doute en cherchant à modifier des réactions sociales complexes, mais en accordant dès maintenant un soutien particulier aux générations du soir ?

La plupart des sociétés industrialisées se voyant vivre plus longtemps ont bizarrement décidé de travailler moins longtemps. Cette tendance s'est affirmée régulièrement depuis 30 à 40 ans sans être émoussée par les menaces ou les moments de dépression économique. La population active a rajeuni, et la population vieillissante est devenue oisive. En 1954, en France, 72 % des sujets âgés de 60 à 65 ans, et 52 % de ceux ayant de 65 à 70 ans étaient des travailleurs actifs. En 1978, 22 ans plus tard, ces pourcentages sont tombés à 44 et 16 %[5].

L'abaissement de l'âge de la retraite a été précipité en une dizaine d'années. En 1972, le gouvernement français institue la garantie de ressources permettant à ceux qui cessent de travailler à 56 ans et 2 mois de toucher 70 % de leur salaire brut. En 1982, la loi fixe l'âge de la retraite à 60 ans ; elle est accompagnée de contrats de solidarité, aux termes desquels un travailleur peut prendre sa retraite dans de bonnes conditions financières (70 ou 80 % du salaire), à plein temps ou à temps partiel, si son départ permet l'embauche d'un travailleur au chômage. On tend aujourd'hui à reconnaître qu'un départ généralisé à 60 ans serait excessif, mais la loi n'est pas abrogée.

Cette évolution a été plus hésitante dans d'autres pays. En Suisse par exemple, un référendum qui proposait d'abaisser l'âge de la retraite à 60 ans a reçu une réponse négative. Les Suédois ont voté en 1976 une loi retardant à 67 ans l'âge de la retraite. Aux États-Unis, les sondages indiquent que les travailleurs sont en majorité favorables à une retraite à 60 ans qui permettrait une vie de loisirs. Mais en mars 1978, les sénateurs, à la recherche d'économies dans les dépenses sociales, ont repoussé l'âge de la retraite de 65 à 70 ans dans le secteur privé. Ils ont aussi supprimé toute limite d'âge obligatoire chez les fonctionnaires.

L'abaissement de l'âge de la retraite est un paradoxe de notre

---

5. J. Dumazedier, « Temps sociaux et loisirs dans la retraite », *Xe Conférence internationale de gérontologie sociale*, Paris, CIGS, 1982, p. 39-50.

société devenue longévitale. N'aurait-on pas dû, par simple mesure de bon sens, augmenter au contraire la durée de la vie active ? L'abaissement de l'âge de la retraite cause de nombreuses difficultés, souvent très douloureuses. Les nouveaux préretraités, les retraités, vivent de plus en plus mal. L'inactivité, survenue si brutalement, leur paraît souvent pesante, voire inacceptable. Une gêne pécuniaire peut se faire sentir. Par ailleurs, les retraites sont un gouffre pour les finances de la collectivité. Les sociétés industrielles sont interdépendantes. On ne peut tolérer, sans perte de compétitivité, de différence durable dans les modes d'allocation des ressources (1 franc pour un retraité à 60 ans en France et 1 franc pour investissement aux USA). Un réalignement est nécessaire. Les décisions gouvernementales françaises ont été prises pour satisfaire les vœux de la majorité des travailleurs. Une volonté universelle a mis en place l'un des changements sociaux aux conséquences les plus délétères.

« A la sueur de ton front, tu gagneras ton pain. » Le saint précepte de la Genèse a été gommé par la vie moderne. Les progrès techniques de l'industrie du XXᵉ siècle ont permis d'augmenter la production en réduisant la durée et la difficulté du travail. La science a permis la conquête du temps libre, et le temps libéré par la productivité a été donné à tous les âges de la vie : « Au profit des jeunes en retardant leur entrée dans l'âge de la productivité, au profit des travailleurs en allongeant leurs vacances, leurs fins de semaines ou leurs soirées, soit enfin au profit des travailleurs âgés en avançant l'âge de leur libération du travail [6]. » La modernicité technologique, désacralisant le travail, a permis aux hommes de le fuir. L'échappée a été rendue possible par les revendications de forces syndicales, qui ont permis aux travailleurs de s'approprier une part plus importante du temps libre.

Dans les années 1975, la majorité de ceux qui prenaient leur retraite à 60 ans cherchaient à justifier qu'ils ne cédaient pas à la paresse. On quittait le travail à 63 ans en moyenne. En 1981, ce sont les minorités de sexagénaires encore actifs qui éprouvent le

6. J. Dumazedier, *op. cit.*

besoin de faire pardonner leur désir de rester au travail. Le fait le plus marquant concerne les cadres supérieurs et les professions libérales : ceux qui naguère avaient tendance à continuer le travail après 65 ans s'arrêtent maintenant à 80 % à 65 ans ou avant. Seuls 19 % de patrons, 23 % de cadres supérieurs, 24 % de personnel de service continuent le travail au-delà de 65 ans. D'une façon générale, les gens aspirent à partir à la retraite à 60 ans. Certains souhaitent même s'en aller avant ; l'âge moyen souhaité par les sondages des années 1980 est, en France, 58,5 ans pour les hommes et 57,4 ans pour les femmes.

Les raisons invoquées pour justifier la précocité de ce choix sont très particulières, très évocatrices de la mentalité d'une société devenue ploutocratique et hédoniste. Il ne s'agit pas de santé, de fatigue liée au vieillissement. On ne constate de mauvaise santé que dans une faible proportion d'individus partant à la retraite (le cinquième). Dans 70 à 80 % des cas selon les classes sociales, les retraités se déclarent en bonne forme lorsqu'ils partent à la retraite, même lorsqu'ils se disent fatigués.

La motivation de la retraite est d'un tout autre ordre : c'est le simple sentiment d'avoir droit aux loisirs et au repos qui prime, en fonction des normes que s'est données la société. A l'approche du temps de la retraite, la satisfaction d'arrêter prochainement le travail règne dans toutes les classes sociales. La retraite est souhaitée franchement chez 53 % des artisans et 72 % des employés. Elle n'inspire une inquiétude d'ennui ou d'argent qu'à des minorités dont le pourcentage varie de 16 % chez les cadres moyens à 28 % chez les artisans et commerçants, 19 % chez les cadres supérieurs. Le travail a perdu son intérêt. Ceux pour lesquels le travail consiste à « produire quelque chose » (4,8 % à Paris, 12,5 % en province) ou « permet d'être actif » (11,6 % et 7,2 %) sont bien peu nombreux.

Les enquêtes de l'Institut national d'études démographiques indiquent que la satisfaction persiste lorsque la retraite est atteinte. Pas de déception, semble-t-il, chez 8 Français sur 10, malgré les inégalités dans les moyens de vivre et l'état de santé. « La crainte de l'ennui était exprimée par 6 à 12 % des travailleurs à la veille de leur retraite. L'insatisfaction du fait de l'ennui après l'expérience de la retraite tombe de 4 % (pour les cadres moyens) à 10 % (artisans et commerçants). Pour les cadres, c'est 7 %. C'est chez les retraités qui ont arrêté le travail le plus tôt (55 ans) et pour qui le temps de retraite est souvent le plus long que la proportion de gens qui s'ennuient paraît la plus faible. Loin de croître avec la longueur du temps de retraite, l'ennui pourrait décroître [7]. »

En fait, les sondages permettant d'apprécier le degré de contentement des retraités en fonction du temps écoulé depuis l'arrêt de leur travail sont peu nombreux. La durée d'observation se limite généralement à quelques années. Les retraités sont alors encore jeunes, la maladie et la mort n'ont pas encore disloqué leur ménage. Des visites d'enfants et de petits-enfants, même épisodiques, perpétuent les souvenirs familiaux, et leur état de santé leur permet de profiter de loisirs inattendus, voire de découvrir de nouveaux horizons. Au départ en retraite aussi, le cadre de vie change : la monotonie que l'arrêt du travail fait redouter est gommée par la perspective d'un nouveau départ. Par ailleurs, au travers de l'anonymat des sondages, l'aspiration à jouir des loisirs prime sur la satisfaction liée aux exigences du travail.

Mais qu'un des conjoints d'un foyer de retraités disparaisse, que la santé se détériore, que l'éclatement familial soit accentué par de nouvelles charges professionnelles des enfants et des petits-enfants, ce qui menace inévitablement les vieux retraités, et le désenchantement survient. L'abaissement systématique de l'âge de la retraite tel qu'il a été institué en France apparaîtra comme une double méprise individuelle et sociale. Erreur individuelle d'abord parce qu'elle aggrave le risque d'exclusion des personnes âgées : une retraite précoce peut éventuellement se justifier chez des personnes âgées qui ont la possibilité de choisir leur mode de réinsertion dans la société, ce qui nécessite des moyens affectifs, physiques et pécuniaires considérables ; mais sûrement pas chez celles, naturellement les plus nombreuses, qui ont tout à redouter de l'oisiveté.

Erreur collective aussi, parce que le financement de retraites

7. J. Dumazedier, *op. cit.*

anticipées se fait inéluctablement, dans une situation budgétaire aussi serrée que celle de la France, aux dépens d'autres investissements vitaux. Des loisirs physiques, manuels, intellectuels, artistiques et sociaux doivent sans doute être mis à la disposition des personnes âgées. Mais rien de profond et de durable ne pourra être fait sans que la durée de la retraite obligatoire soit réduite. Il faudra beaucoup de concertation entre politiques, sociologues et médecins pour revenir sur l'attitude de facilité adoptée au cours de la dernière décennie. Beaucoup de courage aussi. Mais quelques indications, provenant surtout des États-Unis, suggèrent que cette double évolution, redéfinissant l'âge et la philosophie de la vieillesse dans notre société, a commencé.

Les ressources des retraités dépendent de la solidarité de la population active. Des cotisations versées par les travailleurs actifs sont immédiatement reversées aux inactifs suivant le système de *répartition* mis en place en France en 1945. L'importance de la misère de la population âgée au lendemain de la Seconde Guerre mondiale justifiait l'adoption de ce mode de prélèvement qui, contrairement aux systèmes de *capitalisation* adoptés dans nombre de pays étrangers, a permis de servir instantanément des pensions à des gens qui n'avaient jamais cotisé, ou très peu.

40 ans plus tard, l'ensemble des prestations de l'assurance-vieillesse du régime général de la Sécurité sociale atteint... 500 milliards de francs, soit 12 % du revenu national. De 1949 à 1977, grâce à un remarquable effort de solidarité, avec le consentement de toute la nation, les pensions ont été ajustées de telle manière que le pouvoir d'achat des retraités a quintuplé, alors que le niveau de vie moyen ne faisait que tripler. L'image de la retraite ne se confond plus avec celle du dénuement : à la veille de l'arrêt de travail, la peur d'une insuffisance de revenus n'atteint que 3 % des cadres moyens et 8 % des commerçants et des artisans. Le niveau de vie moyen d'un ménage de retraités est désormais comparable à celui d'un ménage actif, tous âges confondus, les pensions constituant 70 % de ses ressources. Quelques difficultés, quelques inégalités, existent sans doute : la perte de revenu liée au passage à la retraite est proportionnellement plus forte pour ceux qui dispo-

saient d'un salaire élevé (malgré l'importance des retraites complémentaires des cadres) ; les personnes non salariées — artisans, commerçants et professions libérales — sont relativement défavorisées. Mais le résultat d'ensemble est spectaculaire. L'économiste André Barbeau s'incline : « La France a réalisé une performance sans égale en Europe, voire dans le monde[8]. » Le social paraît ici en phase avec le médical : des ressources adéquates ont été dégagées pour subvenir aux besoins des personnes âgées, mises en place par les progrès techniques.

Le financement de la vieillesse est néanmoins une organisation fragile. Dépendant presque entièrement de la solidarité des travailleurs actifs, les ressources assurant les pensions sont directement fonction du nombre de ces travailleurs et de leur productivité. Que le nombre de travailleurs décroisse (en raison du chômage ou par baisse de la natalité) ou que leur productivité s'abaisse (diminuant en même temps leur pouvoir d'achat), et c'est la crise pour la vieillesse ! Que, d'un autre côté, le nombre de retraités augmente (à la suite de l'avancement de l'âge de la retraite ou d'un accroissement supplémentaire de longévité) ou que les soins prodigués aux retraités augmentent en fonction de nouveaux progrès scientifiques, et des menaces comparables planent sur la subsistance des personnes âgées.

Les premières inquiétudes sont nées en France en 1977 devant l'évolution démographique laissant supposer qu'un nombre de plus en plus grand d'inactifs seraient pris en charge par une population active de plus en plus restreinte. Tous les éléments d'alarme sont présents. La natalité a baissé et ne reprend guère (la fécondité est d'ores et déjà de 1,8 enfant par femme). Le marasme économique entraîne un chômage considérable : plus de 2 millions et demi de travailleurs qui grèvent le budget de la Sécurité sociale sans y cotiser. En outre, lorsque les premiers régimes d'assurance-vieillesse furent créés, l'âge de la retraite était pratiquement identique à celui de la longévité ; un nouveau retraité aujourd'hui a une vingtaine d'années devant lui. Les soins aux personnes âgées

---

8. A. Barbeau, *La Fin des retraites*, Paris, Hachette, 1987.

augmentent, tant dans la mouvance du courant humanitaire de notre époque qu'en raison des progrès de la médecine.

En France, 5 à 6 % des personnes âgées de plus de 60 ans vivent déjà hors de leur domicile, sous surveillance médicale : 300 000 sont dans des maisons de retraite, 150 000 à l'hôpital et 100 000 en logements-foyers. On prévoit un accroissement à court terme de la médicalisation : entre 1976 et 1984, la capacité d'accueil de moyen et long séjours des personnes âgées dans les hôpitaux publics est passée de 901 lits à 1 857 lits. Le nouveau plan directeur général de l'Assistance publique pour la période 1985-1989, qui a été approuvé par le gouvernement et les instances administratives de tutelle, a classé l'amélioration de l'accueil et des soins des personnes âgées parmi ses 8 programmes prioritaires : 1 220 lits de long séjour pour personnes âgées devraient être construits ou reconstruits pendant la période du plan.

Le déficit de l'assurance-vieillesse du régime général de la Sécurité sociale, de l'ordre de 9 milliards de francs en 1985, ne cesse d'augmenter. Une augmentation des cotisations prélevées sur les salaires des actifs fut inévitable en 1986. De nombreux ajustements réduisant les pensions ont été aussi décidés, diminuant du même coup le confort des retraités.

Certains avantages accordés aux préretraités il y a une dizaine d'années sont retirés progressivement. En 1972, ceux qui avaient décidé d'arrêter de travailler à 56 ans avaient une garantie de ressources égale à 70 % de leur salaire brut ; un décret du 24 novembre 1982 la ramène à 65 %, voire 50 %. Les préretraités, qui payaient autrefois 2 % de cotisations sociales sur leurs allocations, en paient 5,5 % depuis janvier 1983. On estime qu'entre 1982 et 1984 les cadres retraités auraient perdu 3,5 % de leur pouvoir d'achat par insuffisance d'ajustement de leurs retraites à la hausse des prix. Même le « minimum vieillesse », après avoir été très fortement revalorisé de 1974 à 1981, ne suit plus l'évolution des prix [9].

Mais ces restrictions ont, selon les spécialistes, une signification

9. M. Jacques, « Les préretraités dans l'impasse », *L'Express*, 4-10 octobre 1985.

qui dépasse encore les inconvénients du temps présent. Ce sont des présages de grandes difficultés pour le proche avenir. Si le taux de fécondité reste à son niveau actuel, la population française comptera, au début du XXIᵉ siècle, 15 millions de jeunes de moins de 20 ans (1,1 million de moins qu'aujourd'hui) et 12 à 13 millions de personnes âgées de plus de 60 ans, soit 2 millions de plus qu'actuellement. Entre 2005 et 2010, le nombre des adultes en activité devrait être inférieur à celui des retraités. Même si la fécondité revenait dès cette année au taux permettant le renouvellement des générations (2,1 enfants par femme), les effets bénéfiques de cette révolution ne se feraient pas sentir avant 2020. Si la fécondité demeure ce qu'elle est aujourd'hui, ce qui est vraisemblable, il faut selon les experts du commissariat général au Plan « soit augmenter les taux de cotisations de 50 à 80 %, soit reculer de 7 à 9 ans l'âge du départ en retraite, manœuvre qui peut aggraver le chômage en l'absence de reprise économique. Et si l'on ne touche ni aux cotisations ni à l'âge de la retraite, c'est alors le taux des pensions de retraite qu'il faudra abaisser de 50 % à 33 ou 28 % pour le régime général. Dernière solution : jouer sur l'indexation par rapport aux salaires pris en compte lors de la liquidation. Dans ce cas, la pension du régime général d'un octogénaire devrait être réduite de 45 à 60 % ».

Le commissariat au Plan estime que la combinaison de plusieurs mesures permettra de sauver le pouvoir d'achat des retraités dans un contexte économique favorable. « En cas de reprise de la croissance, il deviendra envisageable de reculer l'âge de la retraite, et les actifs toléreront plus volontiers une augmentation des taux de cotisation. Dans le cas contraire, cependant, que de difficultés en perspective [10] ! »

Les perspectives de l'an 2000 sont mauvaises. L'équilibre de la population (c'est de toute la population occidentale qu'il s'agit) est menacé par la croissance des inactifs et des vieillards, et la diminution des travailleurs. Les vieillards de demain pourraient être confrontés au supplice d'être dépourvus de ressources au

______

10. C. Delavennat, *L'Express*, 4-10 octobre 1985.

point de ne plus pouvoir recourir à la médecine nécessaire à leur état. Les générations jeunes, d'un autre côté, parachevant l'exclusion des vieillards, pourraient égoïstement contester l'idée de partager le fruit de leur travail.

Un nouveau mouvement terroriste, les « Panthères grises », né en 2005, a été imaginé dans une émission télévisée récente. Daniel Cohn-Bendit, grand contestataire de mai 1968, le dirige. Il a 60 ans, l'âge de la retraite. Mais les conditions de vie qu'il rencontre le poussent à de nouveaux élans de rancœur contre la société. En 1968, les jeunes ont explosé contre la rigidité de la société et de ses institutions. En 2005, ce sont les vieux, devenus majoritaires, qui explosent. Leurs retraites, dérisoires, ne leur permettent plus de vivre décemment. Et les caisses sont vides parce que les jeunes refusent de revaloriser à leurs dépens les pensions des anciens. Les « Panthères grises » s'insurgent contre la jeunesse nantie et égoïste et contre le gouvernement qui favorise les jeunes. Les jeunes sont exaspérés par le déferlement des vieux. Mai 1968 recommence à l'envers, mené cette fois par des vieux, révoltés contre une société qui leur est devenue défavorable.

Les jeunes rescapés des tueries de la Première Guerre mondiale ont voulu être dédommagés, allant jusqu'à réclamer toutes les ressources nationales, quitte à déposséder les vieillards parasites qui n'avaient pas contribué à l'effort de guerre.

« Mais je ne suis pas de gauche. — Êtes-vous de droite ? Cela ne fait rien. — Je ne suis pas de droite non plus. — Qu'est-ce que vous êtes ? — Je suis contre les vieux [11]. »

Le dialogue de *la Comédie de Charleroi* peut être prémonitoire. Une nouvelle tragédie humaine est-elle sur le point de naître : l'abandon de nombreux vieux par une population jeune, réduite, essoufflée et égoïste ? Les philosophies malthusiennes ne sont jamais éteintes.

---

11. P. Drieu La Rochelle, *La Comédie de Charleroi*, Paris, Gallimard, coll. « Folio », 1982, p. 104.

CONTRE-PRODUCTIVITÉS DE LA MÉDECINE

Les peines affectives et physiques du vieillissement, les charges financières qui lui incombent, sont des exemples cruels de la perversité des progrès médicaux. Des souffrances et des difficultés matérielles, également induites par la médecine, entravent en fait ses développements dans tous les domaines. La croissance de la médecine est pénalisée par son exubérance, à la manière de celle des grands dinausoriens de l'ère secondaire.

La pratique médicale, emballée par des progrès techniques, tourne à vide, sans conséquence pour la santé humaine. Elle a plus suivi les caprices des médecins et des malades que les besoins sanitaires réels. Elle est devenue activité de gens gâtés plus épris de perfectionnements techniques que de leurs applications. Tant à l'hôpital que dans le cabinet de consultation ou qu'au chevet du malade en son domicile, la médecine est souvent devenue excessive et inappropriée. Son débordement est gâchis, conduisant à des dépenses futiles et contrariantes, opposées aux investissements que sollicitent le confort des personnes âgées et la poursuite de la lutte contre la maladie.

La médecine contemporaine est malade de contre-productivité. Sur ce point, il est aisé de donner raison à Ivan Illich.

6. Une médecine dépensière

Les Français dépensent davantage pour leur santé que pour leurs loisirs ou leur logement. Mais ils sont encore derrière les Islandais (la part de dépenses représente 12,4 % du produit intérieur brut), les Luxembourgeois (10,5 % du produit intérieur brut), les Allemands de l'Ouest (9,4 %), les Suédois (9,2 %) et les Américains (10 %). Le chiffre français, bien que passé de 5,7 % en 1970 à 8,7 % en 1984, reste supérieur à celui de Grande-Bretagne (6 %).

Le coût de la santé n'a cessé d'augmenter depuis la Seconde Guerre mondiale. Les dépenses médicales ont suivi la courbe des progrès médicaux et du niveau de vie : plus le produit national brut par habitant est élevé, plus grande est la consommation de soins par individu. Une croissance très vive a culminé en 1975. En 1981-1982, malgré des difficultés économiques importantes, malgré l'apparition de nouvelles priorités (financement du chômage, aide à l'investissement des entreprises), les dépenses de santé continuent de représenter 18,4 % du produit intérieur brut. Le système de santé est épargné par la crise économique avec une croissance encore réelle aujourd'hui en valeur absolue, et supérieure à celle de la production. Malgré les premières restrictions importantes, le coût de la santé a augmenté de 5,5 % en 1984 et de 1,8 % en 1985 (augmentation calculée en francs constants [1]). La même tendance persiste en 1986 où l'on voit les soins ambulatoires et les prestations des dépenses d'analyse progresser de la façon la plus vive.

---

1. C. Charpy et H. de Jouvenel, *Protection sociale. Trois scénarios contrastés à l'horizon 2000*, Paris, Futuribles, 1986, p. 23.

Le progrès scientifique et technique est la principale (mais non la seule) cause de cet essor. De nombreuses forces de catalyse, d'importance variable, s'y sont associées, qu'il est grand temps de mettre au jour et de détruire dans l'espoir de quelques économies.

L'enrichissement de la société et l'extension de la Sécurité sociale, en stimulant la consommation médicale, comptent aussi au nombre des facteurs d'inflation. Un autre facteur vient de l'accélération souvent injustifiée de l'exercice médical par ses résultats. Considérons d'abord le rôle joué par l'organisation des dépenses de santé. Celle de la médecine proprement dite sera analysée dans les chapitres suivants.

La protection sociale était presque inexistante avant la Seconde Guerre mondiale, résumée à quelques retraites ouvrières et paysannes. Le remords après l'atrocité des combats, le vœu de construire une société humaine, solidaire et altruiste, amena à la création d'une institution chargée de la santé des Français. Le Conseil national de la Résistance française posa pour la première fois, le 4 octobre 1945, le principe d'une Sécurité sociale ouverte à tous. Chaque citoyen avait droit à bénéficier de la médecine qui lui paraissait la meilleure ; les familles nombreuses et la vieillesse devaient être aidées.

L'ordonnance initiale institua le régime général de la Sécurité sociale. Elle fut complétée l'année suivante par des lois promulguant la généralisation de la Sécurité sociale, le droit aux allocations familiales et à l'assurance vieillesse. La solidarité était totale : les bien-portants payaient pour les malades, les actifs pour les inactifs, et les célibataires pour ceux qui avaient des enfants. La couverture sociale a été étendue progressivement à pratiquement toute la population française, et les prestations ont été augmentées. Le régime général de la Sécurité sociale actuelle protège non seulement contre la maladie, mais couvre aussi maternité, invalidité, décès et accidents du travail. Des pensions de vieillesse et des allocations familiales en dépendent également. La Sécurité sociale est devenue aussi un facteur de développement économique : 30 % du revenu des ménages proviennent aujourd'hui des prestations sociales.

Le système de santé français se situe à mi-route entre le socialisme et le libéralisme. Le financement, identique pour chaque citoyen, est socialisé. L'utilisation est souple : chaque malade choisit librement son médecin, qui est lui-même libre de ses attitudes thérapeutiques, et qui est rémunéré en fonction du travail qu'il accomplit.

Cette vaste assurance de santé fonctionne surtout par les cotisations des adhérents (89 % des recettes du régime général sont assurés en 1984 par les cotisations). Il en est de même dans la plupart des pays européens, sauf en Grande-Bretagne, dont le système de protection diffère radicalement du schéma précédent. La santé des Britanniques est prise en charge par un Service national entièrement subventionné par l'État : consultations, hospitalisations et soins sont prodigués gratuitement, les citoyens britanniques étant tenus d'accepter les règles de pratiques fixées par l'État. La fiscalisation du fonctionnement du Service national de santé britannique, la mainmise de l'État sur son organisation, sont des freins de régulation puissants. Les organisations libérales ou semi-libérales sont beaucoup moins maîtrisables, ce qui explique la différence des fractions du produit intérieur brut consacrées à la santé entre la Grande-Bretagne d'une part, les pays européens continentaux d'autre part et les États-Unis à l'extrême.

L'assurance maladie française fonctionne avec un jeu de régulation nettement inférieur à celui du Service national de santé britannique. Il s'agit, en effet, d'une organisation semi-libérale mais étrangère aux lois de régulation d'une économie de marché, puisque ceux qui consomment ne sont pas ceux qui paient : la moitié des dépenses de l'assurance maladie est consacrée à 4 % des malades. Il est difficile, dans de telles conditions, de contrôler la demande de soins.

La consommation médicale dépend à la fois de *l'offre* et de *la demande de soins*. Dans les pays où l'assurance maladie est publique par le biais d'institutions telles que la Sécurité sociale, la régulation se fait entièrement au niveau de l'offre des soins. La contention est ainsi maximale en Grande-Bretagne où l'État impose ses choix aux citoyens : le remboursement des soins n'est assuré que dans la mesure où le consultant se plie aux règles d'hospitalisation et de consultation. En France, le contrôle, bien que laissant une grande liberté aux patients, est exercé sur la totalité de l'hospitalisation publique, sur les conventions du secteur privé et sur le coût des médicaments. Peut-on faire encore davantage sans dénaturer notre système de protection sociale et sans diminuer la qualité des soins ?

Parmi les causes de *demande de soins*, comptent avant tout le progrès technique, le vieillissement, les séquelles des maladies incomplètement guéries et de nouvelles exigences nées de la réussite de la médecine. Les économistes les épargnent habituellement parce qu'elles leur paraissent inaliénables, incompressibles et minimales. Comment envisager délibérément de ne pas diffuser le progrès technique, de refuser des gains de longévité, ou de rejeter les adaptations individuelles et sociales nécessaires au quatrième âge ?

De façon insolite, ce sont les médecins qui attirent aujourd'hui l'attention sur les contrôles qui régulent leurs propres activités. Ils peuvent en effet, à l'évidence mieux que des économistes, distinguer parmi les dépenses médicales celles qui sont indispensables à la santé, celles qui le sont moins, voire celles qui sont franchement inutiles. La médecine contemporaine déborde souvent sans se préoccuper de la pathologie qu'elle inonde.

La crise a rendu familières les lignes de cassure du budget de la Sécurité sociale. De ses trois lignes de dépense, une seule, les allocations familiales, est ajustée aux recettes. La stabilité des naissances explique cet équilibre, bien superficiel et bien fragile. Les deux autres lignes de dépense, maladie et vieillesse, dépassant largement l'encaissement, mettent la Sécurité sociale en état de déficit depuis 2 années. En 1986, chaque Français verse une cotisation de 7 620 francs pour sa santé, ce qui semble représenter une participation maximale, et pourtant le bilan se montre franchement négatif, 15 milliards de francs en 1986, quelque 14 milliards en 1987 [2].

Le vieillissement, qui est paradoxalement l'un des succès de la médecine scientifique, contribue largement à la débâcle budgétaire. Parce qu'il accroît de 5 % par an le financement des retraites et parce que les tracas de santé se multipliant au fil des années, il augmente les dépenses de soins.

Les personnes de plus de 70 ans (8 % de la population française) absorbent 15,7 % des dépenses hospitalières et 14,4 % des autres dépenses de santé [3]. Une enquête récente de l'INSERM, effectuée en région parisienne sur des personnes âgées de 65 ans et plus, précise que 43,2 % d'entre elles ont des troubles locomoteurs, 25,7 % des déficiences, 23,4 % des insuffisances auditives et 23,2 % des maladies cardiaques ou de l'hypertension artérielle. Au-delà de 80 ans, 1 personne sur 4 perd son autonomie. Un accroissement considérable de la consommation médicale résulte inévitablement de ces infirmités et de ces maladies : les personnes de 70 à 79 ans « coûtent » annuellement 13 800 francs et celles de 80 ans plus de 17 500 francs, soit 1,8 et 2,3 fois plus que la moyenne, respectivement. La France de 1990 comptera plus de 10 millions de sexagénaires sur une population totale de 56 millions d'habitants [4]. On prévoit qu'à cette date la seule augmentation du nombre de septuagénaires devrait coûter une trentaine de milliards supplémentaires [5].

L'augmentation de la longévité humaine est un résultat doublement coûteux. Il l'est par lui-même en raison de sa fragilité. Il l'est aussi par l'ensemble des développements médicaux qu'il a fallu mettre en œuvre pour l'obtenir, dans tous les champs d'activité de

2. C. Delavennat et M.-P. Gröndahl, *L'Express*, 13-19 mars 1987, p. 37-42, et C. Escoffier-Lambiotte, *Le Monde*, 1er avril 1987, p. 33.
3. C. Escoffier-Lambiotte, *op. cit.*
4. J.-C. Sournia, *L'Utopie de la santé*, Paris, Flammarion, 1984, p. 17-32.
5. C. Charpy et H. de Jouvenel, *op. cit.*, p. 24.

la médecine, de l'hôpital à la consultation privée, de l'officine pharmaceutique au dispensaire.

Un équilibrage du budget de l'assurance maladie, nécessaire à la sauvegarde de celui de la vieillesse, peut être obtenu sans bouleverser l'organisation actuelle du système d'assurances par une augmentation des recettes ou une diminution des dépenses (ou par l'association des deux mouvements). Une augmentation des cotisations à l'assurance maladie, une augmentation de l'impôt, sont des mesures rapides, simples et efficaces. La gestion de ces dernières années est jalonnée de ces rectifications condamnées au nom des principes, mais acceptées à la hâte sous des contraintes inconcevables. Elles sont condamnées pour être inégalitaires et asthéniantes, mais acceptées par nécessité en dépit de promesses solennelles. Parions qu'entre l'écriture et l'impression de ces lignes, on y aura à nouveau recouru.

La forme intéresse souvent plus que le fond. Dans l'Université française, l'organisation de l'institution préoccupe plus les réformateurs que ce qu'elle enseigne ; la composition des conseils universitaires paraît plus importante que la place de la linguistique ou de l'histoire ; les comités électoraux que les comités pédagogiques. La discussion des réformes, du « sauvetage » de la Sécurité sociale, privilégie aussi les aspects purement structuraux. On se soucie peu des conditions de l'exercice médical, de la médecine qui est prodiguée et des médecins qui la font. Or, le développement de la médecine, trop rapide pour être homogène, a permis la constitution de zones d'ombre anarchiques et onéreuses. La suppression, ou l'amendement, des principales contribuerait peut-être à brider l'emballement de la médecine avec autant d'efficacité que des réformes de structure.

7. Des hôpitaux malades

Les dépenses de santé sont pour moitié imputables au fonctionnement de l'hôpital. Cette situation est l'aboutissement d'une période de plusieurs décennies pendant lesquelles le coût hospitalier n'a cessé d'augmenter, souvent de façon anarchique. La gestion de l'hôpital, de l'hôpital public surtout, a été un modèle d'inflation, chaque dépense conduisant à une autre : elle a déséquilibré l'économie de la santé en majorant l'*offre de soins*.

Le rationnement et la rigueur ont succédé au laisser-aller, mais l'institution qu'il convient de rectifier est à la fois vaste et complexe. Les zones exubérantes et inutiles sont difficilement localisables, ce qui ralentit les corrections, et les innovations technologiques attisent en permanence le foyer de l'inflation.

Au début du XXe siècle, la médecine prodiguée dans les meilleurs hôpitaux citadins est encore presque identique à celle qui fut pratiquée dans les premiers lazarets de notre civilisation. La prière, l'opium, la charpie et le savon noir sont les meilleurs remèdes de l'Hôtel-Dieu ou de l'hôpital Saint-Louis de Paris, comme ils l'étaient dans les « nosoconiums » de Rome ou de Constantinople, en l'hospice de Césarée ou l'hôpital Saint-Sacerdoce de Lyon. La sollicitude y est à vrai dire la seule arme thérapeutique, et les hôpitaux ne sont que des havres de bonté. Des religieux s'y consacrent au soin des âmes à défaut de pouvoir traiter les corps. Les médecins, ou prétendus tels, ne s'y montrent pas : inutiles dans des foyers de piété, ils préfèrent illusionner des clients aisés dans leurs cabinets privés.

Les progrès de notre siècle ont bousculé en quelques décennies la compassion immobile de deux millénaires. L'hôpital n'est plus un mouroir ou un asile, mais, en de nombreuses circonstances, un lieu d'espoir que l'on peut quitter guéri. La chirurgie, préparée par d'innombrables études anatomiques et tentatives de réparation, a décollé en premier. L'aseptie et l'anesthésie sont aujourd'hui garantes de sécurité. Les opérateurs ont perdu leur tendance expéditive et sont devenus des ingénieurs, des réparateurs, toujours audacieux, mais surtout raisonnables et efficaces. Les salles d'opération se sont défaites en quelques années de leur nudité de chambre de torture, et se sont encombrées de machines délicates, assistant et surveillant en même temps l'opéré et l'opérateur. Une cohorte de spécialistes gère le sommeil du malade, les paramètres biologiques, l'instrumentation et la radiologie. La chirurgie est devenue une affaire sûre d'où l'on sort vivant, même lorsqu'elle concerne le cœur et le cerveau.

La médecine a pris son essor après la chirurgie, aux lendemains de la Seconde Guerre mondiale. Mais la science et l'efficacité ont vite remplacé le chagrin et l'impuissance. Les hôpitaux sont devenus des « usines blanches », créées par l'homme pour les hommes. Ce sont des centres de progrès où se complètent progressivement les deux grands chapitres de la médecine moderne, la physiopathologie, c'est-à-dire le déchiffrage des perturbations morbides de l'ordre naturel, et le traitement. Il n'est pas de grande victoire contre la maladie qui n'y ait été gagnée. Quelques découvertes ont pu être faites naguère au chevet du malade, à son domicile ou dans les laboratoires privés. L'anaphylaxie a été découverte sur le yacht du prince de Monaco, et de nombreux instruments chirurgicaux ont été façonnés dans les cabinets élégants de la plaine Monceau ou du faubourg Saint-Germain. Mais, de nos jours, l'hôpital, avec les laboratoires de recherche annexés aux salles de soins, est le seul foyer de découverte. Les formidables coopérations de science et de développement technique qu'ont exigées les principales victoires médicales des 40 dernières années n'auraient pu être mises en place dans un autre univers.

Les citoyens du XXe siècle ont toutes les raisons apparentes d'être fiers de leur entreprise et de leur humanité. 186,3 milliards de francs, soit la moitié des 402,9 milliards de cotisations de santé de la Sécurité sociale, ont été dépensés dans les hôpitaux français en 1985[1]. Les hôpitaux du territoire national peuvent abriter quelque 600 000 patients. Chaque millier de Français a accès à 6 lits équipés pour recevoir une maladie aiguë et à 5 destinés à une affection chronique. On dénombre 410 000 lits dans le secteur public, 75 000 dans le secteur privé non lucratif (uni par convention à la Sécurité sociale), et 106 000 dans le secteur privé. Entre 1960 et 1970, le parc hospitalier français s'est accru de 80 000 lits[2]. Dans les métropoles, des grands hôpitaux sont annexés à des écoles de médecine qui insufflent modernité et technologie. En 1980, on compte en France 400 écoles de formation où l'on instruit 70 000 élèves des professions médicales.

Les médecins hospitaliers ont suivi, et parfois aussi subi, l'extraordinaire progrès de la pratique hospitalière. Lors des premiers pas de la thérapeutique, chaque médecin d'hôpital était un « maître » dont on ne contestait pas le savoir, qui était au demeurant très grand. La cloche que l'on faisait sonner lors de son arrivée à l'hôpital (cette pratique n'a disparu que dans les années 1950), annonçait avec autorité l'imminence de son jugement infaillible. Les patrons ont de nos jours moins de morgue. Leur savoir est soumis à la double nécessité de le renouveler à la vitesse des découvertes scientifiques et de le compléter par celui d'autres spécialistes. Les patrons, à la fois techniciens et élèves, sont devenus des soutiers à plein temps de l'hôpital moderne. En 1966, les hôpitaux généraux publics de France fonctionnaient avec l'aide de 3 000 médecins travaillant à plein temps et de 6 400 médecins à temps partiel. En 1977, les premiers sont 14 000, et les seconds plus de 16 000. De 1954 à 1980, le nombre des médecins à plein temps employés dans les hôpitaux publics a été multiplié de quatre

---

1. C. Escoffier-Lambiotte, *Le Monde*, 1ᵉʳ avril 1987, p. 32.
2. J. Imbert, « Place et évolution des hôpitaux publics dans le système sanitaire français », *J. Écon. Méd.*, 1984, n° 2, p. 245-257.

fois et demie. Dans le secteur privé, l'effectif médical est passé de 20 800 à 31 700 entre 1972 et 1980[3].

La croissance a été du même ordre pour le personnel infirmier et le personnel technique et administratif. Dans les hôpitaux publics, la totalité du personnel, qui était de 200 000 en 1966, atteint aujourd'hui 600 000. L'hospitalisation privée emploie environ 300 000 personnes.

Les hôpitaux privés ne font pas que répondre aux demandes de soins. Leur action s'étend profondément dans la cité par l'organisation de consultations, de soins à domicile, de services d'aide médicale d'urgence qui sont opérationnels la nuit comme le jour. Les hôpitaux sont devenus en quelques années le pivot de l'action sanitaire nationale, et la France, affirment certains économistes, « se situe parmi les pays les mieux équipés à cet égard[4] ». Le développement des hôpitaux s'affirme encore par d'autres chiffres spectaculaires. Le taux de croissance annuel du budget de l'hôpital, qui a culminé en 1979 avec 18-20 %, était encore de 13,5 % en 1982. Près de 3 millions de malades « aigus » ont été accueillis dans les hôpitaux en 1972, et près de 10 (exactement 9,9 millions) en 1980. De 1962 à 1980, le nombre des admissions dans les services de court et de moyen séjours est passé de 2,7 à 9,9 millions[5].

Les admissions dans les hôpitaux parisiens de l'Assistance publique, suscitées par des soins urgents, qui s'élèvent à 670 000 en 1985, ont augmenté de 3,5 % en 5 ans. Pendant la même période, les consultations ont augmenté de 6,7 % et la chirurgie, la radiologie et la biologie de 13,94 %. La durée moyenne du séjour des malades à l'hôpital a diminué en même temps (10,5 jours en moyenne au lieu de 11,8 jours), ce qui indique un accroissement de l'activité clinique et thérapeutique. L'évolution des dépenses de l'Assistance publique est également significative : 9,3 milliards de francs en 1980 et 16,5 en 1984.

---

3. J. de Kervasdoué, « La crise financière de la Sécurité sociale conduira à de nouvelles formes de solidarité », *L'Hôpital à Paris*, 1984, n° 80, p. 10-16.

4. J. Imbert, « Place et évolution des hôpitaux publics dans le système sanitaire français », *J. Écon. méd.*, 1984, n° 2, p. 245-259.

5. Assistance publique, « Révision du plan directeur général », *Plan des orientations*, avril 1984.

Le progrès médical a été le seul facteur de croissance des hôpitaux publics de l'après-guerre, comme la pitié fut autrefois la seule motivation présidant à l'édification des asiles à l'ombre des cathédrales. Mais, depuis une à deux décennies, ce qui justifie la croissance des soins hospitaliers apparaît moins clairement. L'état de la médecine n'est plus le seul stimulus de croissance. Des facteurs non médicaux sont apparus, qui se dénomment erreur de gestion, entraînement médical, impatience des malades, électoralisme et intéressement industriel.

La surprévision des besoins hospitaliers est une démonstration éclatante de l'insuffisance de gestion. Des constructions nouvelles, décidées pour abriter des « maladies aiguës » sont restées vides. Leur suppression a déjà commencé et va se poursuivre dans les prochaines années. L'équipement hospitalier de la région de l'Ile-de-France, par exemple, a diminué de 3 855 lits entre 1976 et 1982. La capacité du secteur public a diminué de 8,5 % et celle du secteur privé libéral de 9,5 %. L'Assistance publique comptait 23 157 lits de court séjour en 1976 et n'en possède plus que 20 290 en 1983. Son plan directeur général révisé prévoit une réduction supplémentaire de 1 595 à 2 845 lits jusqu'en 1989. De la même façon, les nouvelles prévisions des hospices civils de Lyon impliquent la suppression de plus de 1 300 lits dans les années à venir (sur un total de 6 500).

Le surnombre actuel de lits hospitaliers destinés aux soins d'affections aiguës est sans doute en partie expliqué par l'évolution de la médecine qui permet chaque jour de mieux soigner à domicile et d'obtenir plus rapidement la guérison. Mais cette explication est insuffisante. La diminution de la durée d'hospitalisation est trop faible pour être une explication valable. Les progrès de la médecine de ville n'en sont pas une meilleure, puisque le nombre des admissions à l'hôpital a augmenté au cours des dernières années. La véritable cause de la surcapacité hospitalière se situe au niveau de la prévision. Des hôpitaux ont été construits à l'excès, par erreur ou par enthousiasme, ou sous l'action des pressions dénoncées précédemment. Une note de l'Inspection des finances, « note de synthèse sur la planification et la gestion des hôpitaux publics entre 1960 et 1980 », en convient sans ambiguïté : l'évaluation des besoins réels a été imprécise et l'importance des conséquences des investissements sur les dépenses de fonctionnement des hôpitaux, sous-estimée[6]. L'erreur est dénoncée, mais non corrigée : alors que les lits surnuméraires sont particulièrement nombreux dans les services de pédiatrie, un nouvel hôpital pour enfants vient d'être construit au milieu de Paris[7].

Les médecins, comme les politiques et les gestionnaires, ont été aussi frappés d'aveuglement. Le développement de leurs efforts de soins n'a pas été suivi d'un gain d'efficacité proportionnel. La mortalité n'a guère été influencée par le développement récent de la médecine hospitalière. L'espérance de vie à la naissance est pratiquement identique dans les divers pays européens et pourtant des différences nettes d'équipement hospitalier les séparent. En 1980, le nombre de lits pour 1 000 habitants est de 15,6 en Finlande, 14,2 en Suède, 11,4 en Allemagne fédérale, 9,5 en Belgique et en Italie, 8 en Grande-Bretagne, 7,2 en Norvège et 5,2 aux Pays-Bas. Et pourtant, à l'évidence, la santé des Scandinaves n'est pas trois fois supérieure à celle des Néerlandais. De 1970 à 1980, le parc hospitalier français et belge a augmenté de quelque 13 % alors que, pendant la même période, il diminuait exactement du même chiffre en Norvège et au Royaume-Uni, et cela sans la moindre différence de longévité.

Le rendement des services de soins intensifs est particulièrement décevant. Il est bon de se souvenir, écrit en 1982 Macfarlane Burnet, « que, du moins dans certaines études, la survie des malades atteints d'affections cardiaques graves n'a pas été statistiquement prolongée par le recours à des soins intensifs[8] ». Des économistes alignent de froides statistiques. L'augmentation de la lon-

---

6. H. P. Pellegrino, « 14ᵉ Journées d'économie médicale de l'hôpital Necker », *Le Quotidien du médecin*, 29 janvier 1986.
7. Hôpital Robert-Debré.
8. Macfarlane Burnet, *op. cit.*, p. 152.

gévité a naturellement accru l'âge moyen de la population hospitalisée. Or le coût de la santé pour un individu de plus de 75 ans est huit fois plus élevé que pour un individu actif ; la minorité de la population dépassant 70 ans cause la moitié des dépenses hospitalières, et cela pour un bénéfice de quelques semaines seulement, puisque 82 % des personnes âgées qui ont une maladie grave meurent moins de 3 mois après leur entrée à l'hôpital[9].

Le zèle et l'excès de confiance des médecins conduisent nécessairement à l'acharnement thérapeutique. L'hôpital s'est emparé de la mort avec les maladies graves. De puissantes machines peuvent à grands frais la « confisquer », la faire reculer de quelques jours.

La démesure de l'activité hospitalière est devenue par trop évidente et contrariante dans les années 1975. En 1979, le gouvernement français demande aux directions d'hôpital de suivre un « taux directeur de dépenses » annuel. En 1984, un procédé drastique de rationnement est décrété : une « dotation globale », forfaitaire, est versée à chaque hôpital en début d'année. Les dépenses doivent impérativement s'ajuster aux recettes. L'inverse est du coup impossible : les prêts accordés en cours d'année budgétaire par la Caisse des dépôts, les caisses d'épargne, les banques et les compagnies d'assurances qui finançaient des travaux et des investissements en sus des subventions de l'État et des collectivités locales, sont supprimés. Le déficit de l'année antérieure est reporté sur l'année en cours. Les effets de la procédure de préfinancement des hôpitaux publics se sont rapidement avérés efficaces : la progression des dépenses hospitalières françaises, de 13,5 % en 1982, s'abaisse à 6,1 % en 1984, 5,5 % en 1985 et 5,2 % en 1986. D'autres mesures complètent le rationnement : aucune création d'emploi n'est envisagée dans les secteurs médical et social en 1985. La diète succède à l'opulence. Le budget hospitalier se prête plus facilement aux restrictions que d'autres domaines de l'activité médicale. L'étau

9. P. Meyer, *La Révolution des médicaments. Mythes et Réalités*, Paris, Fayard, 1984.

qui enserre ses finances est une mesure satisfaisante pour les gestionnaires. Mais est-elle compatible avec la poursuite des progrès de la médecine ?

Les cadres hospitaliers accusent l'État de vouloir « étrangler » les hôpitaux dans le seul but de maintenir l'équilibre financier de la Sécurité sociale[10]. Leurs syndicats dénoncent les drames liés à l'insuffisance de personnel soignant ; les conséquences délétères seraient déjà visibles : 2 800 décès supplémentaires ont été enregistrés en 1984 par rapport à l'année précédente.

Les médecins accusent le préfinancement de l'hôpital public de provoquer le conservatisme et la démotivation. Les établissements hospitaliers les plus inventifs, les plus actifs, sont les plus pénalisés par cette mesure d'économie. L'innovation est compromise. La reconduction sans changement des activités médicales antérieures devient une menace réelle. Les malades des hôpitaux publics risquent d'en faire les frais. Au gaspillage de la période de croissance folle succède la paralysie de la pauvreté. La médecine s'est mise par sa faute dans la position de ne plus pouvoir assurer le renouvellement qui découle du progrès scientifique. Une politique aussi déséquilibrée ne peut à l'évidence durer bien longtemps.

L'imagerie médicale est exemplaire du paradoxe de l'hôpital d'aujourd'hui, associant une créativité débordante à de médiocres possibilités d'application. On a donné le nom d'imagerie médicale à l'ensemble des procédés qui permettent de cerner les contours et la densité des divers organes du corps humain sans entraîner pour autant le moindre saignement. Cette discipline, que les progrès de la miniaturisation, de la micro-électronique, de la micro-informatique et de la robotisation rendent très active, a été limitée longtemps à la radiologie. Un changement radical de la médecine intervint en 1896 lorsque le professeur Roëntgen découvre que des rayons particuliers (qu'il dénomme rayons X) sont capables de dessiner les os de la main de son épouse. Cet extraordinaire procédé est resté jusqu'à ces dernières années le seul moyen d'étude non sanglant de la morphologie intérieure du corps humain.

10. *Le Monde*, 23 mai 1984.

124

La découverte du «scanner» date de 1979. Les principes de la radiologie sont profondément modifiés : plus de source fixe d'émission des rayons X et d'image plane intégrant la somme des tissus traversés par le rayonnement. Deux ingénieurs, le Britannique Godfrey Hounstfield et l'Américain Allan Mac Leod Cormack, ont inventé un procédé totalement inédit. Dans le scanner, l'émission de rayons X est mobile, tourne autour du corps, et les images dessinées lors de chaque balayage par le faisceau de rayons sont intégrées grâce à des méthodes mathématiques. Le « computer » reconstitue les images en relief en trois dimensions. Le verbe anglais *to scan* peut être traduit par scruter, promener, parcourir, balayer ou explorer. Scanner, le nom du nouvel appareil de radiologie, évoque parfaitement le mouvement du faisceau de rayons et les nouvelles possibilités d'analyse du corps humain qui en dépendent.

Il fallait 9 jours, en 1967, lors des premiers essais, pour intégrer en trois dimensions l'image des tissus traversés par le rayonnement. Un jour entier était encore nécessaire lors de la première application à l'homme en 1970 à l'hôpital Atkinson-Morley's de Wimbledon. Une trentaine de secondes aujourd'hui sont suffisantes, grâce aux progrès de l'électronique. Les dégâts tissulaires que l'on cherche à étudier sont détectables avec précision et sans aucun traumatisme pour le malade. De nombreuses affections du cerveau, cancers et tumeurs bénignes en particulier, sont détaillées par le scanner sans aucune souffrance. Le cou, le thorax et l'abdomen peuvent être analysés avec la même efficacité. Le scanner, permettant l'étude minutieuse mais anodine de l'intérieur de l'organisme, révolutionne la pratique médicale encore plus fortement que la radiologie ne l'a fait il y a quelque 80 ans. Les États-Unis sont les premiers clients : 30 appareils sont mis en service en 1973, 100 en 1974 et 300 en 1975. Le nombre de scanners américains mis en service dépasse les 3 000 aujourd'hui. Le Japon en possède 2 900. L'Europe, plus lente malgré son inventivité, en est à 1 000. 132 appareils sont disponibles en France en 1984. On a annoncé qu'il y en aurait 60 de plus en 1985, 46 pour les hôpitaux publics, 12 pour les cliniques et 2 pour les établissements privés participant au service public hospitalier. Un total de

800 scanners serait nécessaire pour satisfaire toutes les demandes de la communauté française. Bien qu'on soit loin de ce compte, plusieurs villes de moyenne importance ont eu droit à leur appareil, Niort, Béthune, Illkirch, Auch, Albi, Castres et Gap entre autres [11]. La restriction budgétaire présente est évidemment peu propice à ce nouveau développement technique. En 1985, le prix d'achat d'un scanner est compris entre 10 et 18 millions de francs, et chaque séance d'utilisation coûte 4 500 à 7 000 francs.

Mais à peine découverts et installés, les scanners paraissent déjà distancés par une nouvelle méthodologie, qui apparaît d'emblée encore plus puissante, la « résonance magnétique nucléaire ». Au début de ce siècle, Ernest Rutherford et Niels Bohr démontrent que tout élément chimique est constitué d'un noyau central et de petites particules, les électrons (en nombre variable avec chaque élément chimique), tournant en orbite autour du noyau. Ces électrons ont une charge électrique négative. A l'intérieur du noyau, des éléments chargés positivement, les protons, sont en nombre égal aux électrons. En 1946, deux physiciens travaillant aux États-Unis, Edward Purcell, originaire de l'Illinois, et Félix Bloch, né à Zurich, découvrent que certains noyaux ayant un chiffre impair de neutrons et de protons se comportent comme de petits aimants. Ils s'orientent et s'alignent en fonction de leur intensité, dans un champ magnétique. Le prix Nobel de physique récompense ce travail en 1952 [12]. Lorsqu'on arrête le champ magnétique, les noyaux reviennent à leur ordre de départ et la vitesse de leur retour est proportionnelle à leur densité. Ce qui permet d'apprécier la composition du tissu soumis au champ électromagnétique. Pendant 30 années, l'usage de la « résonance magnétique nucléaire » est limité à des milieux inorganiques, bien que des tentatives d'exploration de corps vivants aient commencé dès 1971. Le 28 mai 1979, la première analyse d'une tête humaine par résonance magnétique est faite à l'université de Nottingham, en Grande-Bretagne. Deux

11. *Le Quotidien de Paris*, 7 février 1985.
12. J. M. Caillé et G. Salamon, *Computerized tomography*, INSERM, Springer Verlag, Paris-Berlin, Heidelberg, New York, 1980.

grands journaux médicaux britanniques, le *Lancet* et le *British Medical Journal*, rapportent en 1981 que la résonance magnétique a non seulement le pouvoir de détecter une anomalie tissulaire, mais encore celui, tout à fait inédit, de pouvoir indiquer la bénignité ou la malignité de la tumeur. Une imagerie par résonance magnétique est organisée dans quelques centres hospitaliers particulièrement performants. Plus de 2 000 patients et volontaires sont explorés en 1982. La résonance magnétique nucléaire s'avère être un procédé d'exploration remarquable, battant en précision tous les procédés antérieurs... y compris le scanner, pourtant à peine né. Ses images dessinent l'anatomie à la perfection et indiquent, particulièrement dans le tissu nerveux, non seulement le contour mais aussi la nature des lésions. Ainsi peut-on, et sans le moindre mal pour le patient, « voir » et reconnaître en quelques minutes tumeurs malignes ou bénignes, malformations artérielles et atrophies du cerveau. Les premières atteintes d'une sclérose en plaques, minuscules dégâts de dégénérescence nerveuse, peuvent même être localisées dès les premières manifestations cliniques de la maladie. Même finesse d'analyse pour le thorax, tant à l'encontre des maladies pulmonaires que des maladies cardiaques. L'image des artères du cœur, en particulier, est claire au point d'en reconnaître les rétrécissements qui provoquent angine de poitrine et infarctus. Le dessin artériel est aussi précis que celui de l'artériographie, le procédé routinier d'aujourd'hui, qui exige une série de manipulations délicates — cathétérisme artériel, injection de produit radio-opaque, multiplication des images photographiques. Les explorations par la résonance magnétique du pelvis, du rein ou du foie sont réalisables avec la même finesse et la même inocuité [13].

Un appareil de résonance magnétique vaut 12 à 20 millions de francs, et le coût de son fonctionnement annuel est deux à trois fois plus élevé que celui des scanners. Combien de centres d'imagerie de résonance magnétique sont nécessaires ? 350 équipements sont opérationnels dans le monde. La France en possède 5. Une autorisation officielle d'acquisition de résonance magnétique

13. D. Lallemand, « L'imagerie par résonance magnétique nucléaire », *Informations hospitalières*, p. 20-27.

nucléaire a été délivrée à 14 hôpitaux (12 publics et 2 privés). Mais ce chiffre est-il suffisant ?

En 1983, quatre firmes seulement fabriquent des appareils satisfaisants. Quel équipement recommander ? Celui des scanners, qui n'est pas terminé, ou celui des appareils à résonance magnétique nucléaire ? La solution devrait être apportée par les médecins, mais ils ne s'accordent pas entre eux, car les découvertes sont encore récentes. « Le scanner X » semble être particulièrement utile pour explorer le système nerveux. La résonance magnétique nucléaire serait supérieure pour explorer l'abdomen ou le pelvis à la recherche d'un ganglion ou d'un cancer de la prostate, et elle est indiscutablement plus précise que le scanner pour certaines analyses neurologiques : études de la paroi postérieure du cerveau, de la moelle épinière et de certaines pathologies de la substance blanche et de la myélinisation.

Le principal intérêt du scanner et de la résonance magnétique nucléaire est de permettre le diagnostic des petites tumeurs tissulaires, des cancers à leurs débuts. Une longue série d'autres appareillages, conçus à partir de principes physiques différents, y concourent aussi. Il s'agit entre autres de la thermographie, d'artériographies numérisées, de tomodensitométrie et de scintigraphie[14]. Ce sont d'utiles compléments à la résonance magnétique nucléaire et au scanner.

L'essor de ce qu'il est convenu d'appeler le génie biologique et médical, ou plus simplement la science de l'appareillage médical, illustre clairement l'ambiguïté de la médecine de haute technologie. D'une part d'immenses possibilités de perfectionnements techniques supplémentaires comme en témoigne l'intensité des sciences d'amont qui les génèrent. La résonance magnétique nucléaire devrait ainsi conquérir la biologie microscopique en permettant l'analyse des organites intracellulaires, les mitochondries en particulier ; elle devrait aussi être applicable à l'étude de certaines fonctions de l'organisme (comme le travail musculaire), par l'enregistrement des spectres d'émission de certains corps radioac-

---

14. J.-C. Bisconte, « L'essor exceptionnel de l'instrumentation médicale », *La Recherche*, 1979, n° 10, p. 1304-1306.

tifs. Mais, d'autre part, un coût extraordinairement élevé imposant un rationnement efficace pour résister aux requêtes des industriels pressés de vendre, aux prières des médecins soucieux de leurs patients, aux intérêts électoralistes des notables, et aux souhaits des malades cherchant à disposer du maximum de chances.

On estime à 15 000 le nombre de cancers de la prostate dépistés chaque année en France. On estime d'autre part que leur diagnostic pourrait être grandement amélioré par l'utilisation de la résonance magnétique nucléaire. Le financement d'une telle opération, si elle s'avérait nécessaire, est inenvisageable.

Comment concilier à la fois les exigences du développement technique et celles de la rigueur budgétaire ? La première erreur de la médecine est d'avoir permis de nouer ce nœud gordien.

8. Une pratique médicale débridée

De l'avis des politiciens, la régulation du coût de la médecine dépendrait essentiellement du contrôle des hôpitaux publics. Cette proposition courante est justifiée à la fois par le volume de leur budget, l'archaïsme de leur gestion et les possibilités évidentes de gains de productivité. De plus, les comptes de l'hospitalisation publique se prêtent facilement au contrôle. Mais il est impossible de négliger la deuxième moitié des dépenses médicales, celles de l'hospitalisation privée, des soins ambulatoires, des laboratoires d'analyse et des transports sanitaires. Une absence d'intérêt pour ce secteur pourrait même être dangereuse. Les débordements de la médecine y sont tumultueux, et la contention exclusive du secteur de l'hôpital public peut aboutir à les majorer.

La critique de la pratique médicale extra-hospitalière est délicate. D'abord parce que les Français, d'une manière générale, en sont satisfaits. Ensuite, parce que l'évolution de la médecine, indépendamment de toute action administrative et politique, tend à la renforcer : les progrès de la médecine réduisent chaque jour le nombre de maladies nécessitant une hospitalisation. Mais la progression du secteur extra-hospitalier, considérable depuis quelques années, implique maintenant qu'on s'en préoccupe d'urgence. En 1986, les soins ambulatoires (117,8 millions de francs : 30,3 % de la consommation totale) ont augmenté de 9,7 % par rapport à l'année précédente. Les soins d'auxiliaires médicaux de 15,2 %. Les prestations des laboratoires d'analyse de 13,8 %, et les transports sanitaires de 15,9 %. L'augmentation de la consommation pharmaceutique (1 300 francs par personne) fut de 8,5 % (en volume). « Curieusement, ni les déclassements des médicaments, intervenus entre 1983 et 1985, ni les transferts de remboursements à 100 % vers des remboursements partiels n'ont entraîné de réduction de la consommation. [...] Au contraire, le poids du financement par la Sécurité sociale s'est accru [1]. » Freiner un secteur, celui de l'hôpital public, sans maîtriser l'autre, celui de l'exercice médical quotidien, ne peut ramener le calme dans une situation entièrement débridée.

Le débordement des dépenses de médecine praticienne n'est pas lié à des impératifs de santé. Une progression annuelle de 12 à 15 % ne s'explique ni par de nouvelles avancées de la médecine ni par les dégradations insolites de la santé. Cette progression relève de l'organisation de la Sécurité sociale sur les soins extra-hospitaliers (en particulier du remboursement à l'acte), de la démographie médicale, et d'un nouveau comportement d'avidité, voire de gloutonnerie à l'égard de la médecine.

Les médecins sont encore pour la plupart des gens heureux. Ils sont 148 000 en France en 1984, soit 155 pour 100 000 habitants. Les villes opulentes les attirent plus que les campagnes : les plus fortes densités médicales sont observées à Paris et à Nice avec 348 et 267 médecins pour 100 000 personnes ; les densités les plus médiocres sont observées à Lens et à Sarreguemines avec 85 et 82 médecins pour 100 000 individus. Le salaire d'un médecin libéral est sept fois plus élevé que celui d'un ouvrier. La proportion de médecins spécialistes est supérieure à ce qu'elle devrait être, compte tenu des problèmes généraux de santé de la population : on dénombre 40 % de spécialistes et 60 % de généralistes. Les premiers ont un niveau d'instruction supérieur aux seconds et leurs honoraires en témoignent. Le remboursement des frais de consultations par la Sécurité sociale est fonction du niveau de qualification du médecin et du nombre de visites. Il en est de celles-ci

1. C. Escoffier-Lambiotte, *Le Monde*, 1er avril 1987, p. 32.

132

comme des examens de laboratoire ou de la radiologie : le financement des dépenses de santé (en dehors de l'hospitalisation) repose sur le paiement d' « actes » individualisés.

La quiétude des médecins risque d'être bousculée dans les années qui viennent par les progrès de la démographie médicale. En 1954, la France comptait 40 000 médecins. Les médecins en exercice en 1966 sont 50 000. En 1980, ils deviennent 108 000. Le nombre d'étudiants inscrits dans les centres hospitaliers universitaires et ceux qui soutiennent annuellement leur thèse permet de prévoir sans erreur possible le nombre de médecins qui seront demain en activité.

On en prévoit 206 000 en 1999 et 223 000 en 2009. Leur nombre a doublé en 20 ans. En même temps, la proportion de spécialistes n'a cessé d'augmenter (40 % en 10 ans) et cette progression risque de durer[2].

Le nombre des médecins a été multiplié par 4 pendant les 30 années qui ont suivi la Seconde Guerre mondiale, alors que la fraction du produit national brut consacrée à la médecine s'accroissait de 2 à 3 fois pendant la même période. Il y a donc un excès de médecins par rapport au budget médical. On observe le même décalage dans nombre de pays occidentaux. Dans certaines régions à forte densité médicale telles que la Côte d'Azur, des praticiens se trouvent dès maintenant inemployés. Que sera la médecine lorsque les praticiens seront franchement en excès ? Un double gâchis, sans aucun doute, concernant d'une part la formation médicale devenue coûteuse et inutile et l'exercice médical obligatoirement menacé par le surnombre et la baisse de qualité. L'excès de médecins est devenu l'une des grandes difficultés de l'économie de la santé. Les conséquences d'une pléthore médicale sont bien claires pour tous : un surcroît de médicalisation et de dépenses. Une augmentation du nombre de médecins peut être maîtrisée dans une organisation médicale à l'anglaise, où les salaires seuls sont pris en compte. Dans une organisation fonctionnant « à l'acte » comme la nôtre, le retentissement financier d'une telle évolution est inversement inévitable.

2. J. Dausset, J. Rey, P. Schopflin, J. Terquem, M. Tubiana, *Rapport des médiateurs. Le système de santé français*, 1er août 1983.

La concurrence, exigeant une plus grande attention du médecin, multiplie les investigations paracliniques et augmente le volume des prescriptions thérapeutiques. Les petits maux, les troubles dus à la fatigue, les désordres d'origine nerveuse, émotionnelle, deviendront les mânes des généralistes en quête de clientèle et de salaires. Tout gogo risque d'être pérennisé par la considération médicale. L'augmentation de la démographie médicale de l'an 2000 permettra de donner libre cours à toutes les tendances inflationnistes de la médecine moderne. La grande proportion de spécialistes accélérera encore les dépenses. La croissance des dépenses paraît d'ailleurs avoir déjà commencé ; en 1984, la croissance des soins ambulatoires (visites et consultations), qui atteint 29,3 % de la consommation médicale, a augmenté de 67 % en volume, ce qui constitue l'augmentation la plus forte depuis 10 ans.

Pas de bonne consultation sans prescription, estiment dès aujourd'hui la plupart des patients. Les merveilleux appareils explorant de manière anodine le corps humain ne doivent-ils pas servir à éliminer les soupçons de maladie comme à affirmer la réalité du mal ? Une fracture d'un os du pied qui guérit sans traitement orthopédique ne justifie pas une radiographie, mais sait-on jamais ? se demandent conjointement le médecin prévoyant et son malade exigeant. Un essoufflement n'implique pas nécessairement l'enregistrement d'un électrocardiogramme, mais la crainte d'une affection cardiaque sérieuse l'emporte habituellement sur le bon sens, même en présence d'éléments cliniques parfaitement rassurants. Un dosage de l'urée sanguine est couramment fait deux fois par an à un patient modérément hypertendu, alors que la détérioration rénale, si elle survient, met plusieurs années à apparaître. Mais les dosages biologiques confortent la force de scrutation des médecins et tranquillisent les malades. Pourquoi les négliger quand les sentiments humanitaires immédiats l'emportent sur des considérations pécuniaires lointaines ?

La longueur des ordonnances procède de phénomènes similaires. Les malades sont de plus en plus avides d'efficacité et impatients de guérison. La pharmacopée les séduit davantage que des conseils d'hygiène ou de comportements qui peuvent entraîner des réarrangements difficiles de l'existence. Des médicaments abaissant les graisses sanguines sont ainsi préférés aux régimes alimentaires, des anxiolytiques et des somnifères à une diminution des boissons alcoolisées, des antibiotiques et des sulfamides à un peu de patience et quelques jours d'alitement.

Parmi les douze médicaments les plus vendus en France, quatre sont des produits dépourvus d'activité pharmacologique définie et d'efficacité thérapeutique constante. Il s'agit d' « oxygénateurs cérébraux, de régulateurs d'activité, de vaso-dilatateurs cérébraux », qui n'agissent sans doute que par leur effet placebo. Les deux produits les plus vendus sont deux tranquillisants. Ne pourrait-on pas en réduire la distribution par des conseils ou des ajustements socioprofessionnels ?

La pharmacopée se renouvelle et progresse avec quelques molécules originales et une multitude de dérivés de médicaments en service. Le progrès thérapeutique est certain dans la première éventualité et douteux dans la seconde, qui représente plus une amélioration qu'une innovation. Les médicaments nés de médicaments existants ont été conçus sans effort de recherche important. Quelques astuces chimiques ont été suffisantes. La somme d'études et de tentatives nécessaires à une découverte biologique et à son utilisation à des fins thérapeutiques a manqué. Or, ces redondances médicamenteuses sont onéreuses, non parce que la consommation médicamenteuse augmente (un malade ne consomme pas deux produits identiques à la fois), mais parce que le prix du produit dérivé reflète le coût des progrès techniques qui président à sa mise au point.

Le traitement de l'ulcère duodénal, par exemple, a été très amélioré, il y a quelques années, par une molécule parfaitement originale, la cimétidine. Le cours de la maladie ulcéreuse proprement dite n'est pas modifié et la fréquence des complications n'a pas régressé, mais l'ulcère est devenu beaucoup plus supportable avec moins de douleurs et une vitesse de cicatrisation plus grande. Le coût du traitement est passé de 2 à 10 francs par jour. Depuis 2 ans, un nouveau produit, la ranitidine, directement issu du précédent a été mis sur le marché. Il n'a pas d'avantage réel sur le précédent en ce qui concerne son activité thérapeutique, mais est peut-être mieux toléré. Il est en passe « de devenir le premier traitement de l'ulcère. Son coût de traitement n'est plus de 10, mais de 15 francs par jour. Est-il justifié de traiter d'emblée tous les ulcéreux avec le dernier-né ? La réponse est négative car, chez plus de 95 % d'entre eux, le premier médicament est aussi efficace que le second[3] ». L'intérêt du second par rapport au premier n'a en somme pas été démontré. Mais le coût du traitement a augmenté de 50 %.

Les traitements du cancer métastasé de la prostate qui s'annoncent ont exigé des efforts de recherche et d'innovation. Ils n'améliorent malheureusement ni la survie ni le confort des malades. Et pourtant, ils feront passer le coût du traitement de 0,50 à 60 francs par jour !

Dernier exemple : l'hypertension artérielle de gravité modérée. En 1983, les deux médicaments les plus utilisés sont deux diurétiques. En 1986, ils laissent la place à deux nouveaux produits, très utiles dans les formes sévères de la maladie, mais dont la supériorité sur les diurétiques n'est pas démontrée dans les formes de gravité moyenne. L'augmentation du coût du traitement qui résulte de cette substitution est de 250 % (de 1,80 à 4,80 francs par jour).

L'appétit des médications est attisé par des industries pharmaceutiques qui se complaisent à des enrichissements faciles. Une multitude d'incitations et d'informations aiguise ainsi la prescription médicamenteuse. Les consultants s'en plaignent rarement.

La progression des honoraires médicaux, des prescriptions et des soins ambulatoires a été (en francs constants) de 6 à 6,5 % par an au cours des années 1984 et 1985. Qu'en sera-t-il dans une dizaine d'années, lorsqu'une concurrence médicale effrénée s'opposera à la pondération des ordonnances médicales et à l'assagissement des prescriptions ? Si les critères de reconnaissance et d'homologation de la Sécurité sociale ne sont pas plus rigoureux qu'aujourd'hui, l'équilibre des comptes de la santé sera inélucta-

---

3. P. Ageorges, « Médicaments : la grande bouffe », *Le Monde*, 6 mai 1987, p. 22.

blement mis en péril, compromettant tout investissement supplémentaire.

Les causes de ces excès sont évidentes : l'engouement des étudiants pour les écoles de médecine a été induit par l'attrait d'une science en progrès, mais aussi par l'imprévoyance et le laxisme. En refusant de limiter ou de réduire suffisamment les admissions dans les écoles de médecine, on a mis en place des facteurs majeurs de déclenchement d'une crise sociale grave. Si l'on adjoint, aux médecins, les infirmières et infirmiers, les techniciens, les kinésithérapeutes et autres rééducateurs du corps humain, on atteint le chiffre de 1,3 million de personnes, ce qui veut dire que 6 % de la population active entretient de nos jours la santé de ses compatriotes. Ce pourcentage ne peut augmenter encore sans compromettre la productivité de la population active.

La concurrence médicale et l'appétit du public pour la médecine ne font pas que stimuler la consommation médicale traditionnelle. Ils conduisent à une médecine qui n'en est pas une.

Le but de la science est de connaître les lois présidant à l'organisation des phénomènes naturels. Son analyse ne se développe qu'à partir du réel, et ses conclusions consistent en des propositions reproductibles et vérifiables. Le déterminisme en est le fondement et, la méthode expérimentale, la stratégie.

La magie prétend aussi comprendre (pour les contenir) les forces immanentes de l'univers, selon des règles précises. Selon l'ethnologue James George Frazer, la magie est une « prescience ». Mais les règles sur lesquelles se base la magie n'existent que dans l'esprit des hommes et même parfois d'un seul homme. Ce sont des règles invérifiables, trouvées par fantaisie, fictives et imaginaires.

La magie fut autrefois engendrée par la faiblesse de la science. Ses rites et ses règles ont été perpétués sans changement pendant plusieurs millénaires à travers les siècles et les continents. « La magie utilise les mêmes troupes de solitaires indiens, de vieillards caucasiens, de déments inspirés, le même matériel de tables tournantes, de messages télépathiques glissant le long des latitudes et des longitudes, de baguettes trouvant aisément les sources déjà repérées. C'est le domaine des hommes de lubie, sectateurs et mesmériens, adamites et spirites, ophiolâtres et sorciers, magnifiquement chantés par Saint-John Perse[4]. »

Les alchimistes du XVIᵉ siècle proposèrent de soigner les maladies selon le « principe des similitudes ». Le thérapeute doit suivre les « signatures » de la nature : le lierre est le remède de l'obésité puisqu'il paraît amincir les arbres qu'il étreint ; l'artichaut doit être utile contre les affections biliaires à cause de son amertume, et le bleuet, avec sa belle couleur, devrait améliorer les troubles de la vue. Les asperges en Europe, le saucissonnier en Afrique (kigelio africana), et les racines de ginseng en Chine devaient, par leurs formes phalliques, être aphrodisiaques.

Le « principe de la continuité », également admis par les alchimistes pour choisir leurs remèdes, suit la tradition magique la plus ancienne : les choses qui ont été en contact une seule fois, continuent d'agir l'une sur l'autre bien après que le contact a cessé. « Similitude » et continuité gèrent encore aujourd'hui d'innombrables pratiques médicales parallèles conçues en dehors de toute règle scientifique. Elles sont particulièrement apparentes dans l'homéopathie, le meilleur exemple de médecine magique. En 1796, le médecin allemand Samuel Hahnemann fait du « principe des similitudes » un des piliers de la nouvelle médecine qu'il préconise, l'homéopathie. « Les substances qui provoquent une sorte de fièvre coupent les diverses variétés de fièvres intermittentes », écrit-il en conclusion d'études sur la quinine. Et d'expliquer ainsi l'action fébrifuge de ce médicament. Le mercure, la belladone et la digitale deviennent, de la même manière, des médicaments. Mais la haute toxicité de ces substances impliquait qu'elles soient diluées, parfois de façon considérable, dans un solvant dépourvu de toxicité. La dilution devint ainsi une autre base de l'homéopathie. Elle se fait couramment au centième (1 part de médicament et 99 de

_____

4. J. Bernard, *Réponse de M. Jean Bernard au discours de M. Jean Hamburger*, Académie française, 16 janvier 1986.

solvant), mais certaines prescriptions impliquent 2 ou 3 dilutions successives au centième. D'autres, une vingtaine, voire une trentaine. La pharmacopée homéopathique comporte un nombre infini de produits naturels — broyat d'abeilles, lait de chienne, ail, noix vomique — et de métaux. Leur choix dépend de la similitude, de la ressemblance de leurs effets avec la personnalité du malade et dans une certaine mesure avec les symptômes de la maladie. *Nux vomica*, la noix vomique, par exemple, qui contient de la strychnine, un alcaloïde stimulant le système nerveux, doit être prescrit aux individus agités, impatients, insatisfaits et tendus par l'effort dont la personnalité est naturellement classée « nux vomica ». Le diagnostic de la maladie compte d'ailleurs moins que la définition du caractère et de la prédisposition apparente pour la maladie. Les principaux tempéraments humains sont... le carbonique, le phosphorique et le fluorique. Les premiers méritent du carbonate de chaux, des composés soufrés, du charbon. Les seconds doivent être traités par le phosphate de chaux, le chlorure de sodium, l'arsenic et le fer. Les derniers par le mercure, l'or, le platine, l'acide nitrique. Chaque patient est classé selon sa nervosité, son irritabilité, son tonus psychique et sa sexualité. Sa présentation, son caractère, dictent la composition du remède. La prescription tient également compte des circonstances extérieures, des conditions de l'examen du malade. Le traitement d'une crise d'asthme de l'enfant, par exemple, diffère selon qu'il intervient « après un eczéma apparemment guéri, ou... par temps de pluie, ou après une contrariété, ou après un repos, ou si la crise est améliorée quand l'enfant est penché en avant, ou à genoux la tête contre le plancher, dans la position de la prière musulmane[5] ». Alors que la médecine classique sélectionne ses remèdes en fonction de l'analyse des dégâts occasionnés par les maladies, parfaitement repérables et descriptibles dans un répertoire universel, l'homéopathie ne tient compte que de deux variables peu définissables : la personnalité du malade et la manière dont le médecin la perçoit. En somme, alors que la médecine classique recherche la logique et

5. M. Rouzé, *Science et Vie*, mars 1985, n° 810, p. 59-65.

l'objectivité, l'homéopathie se fonde sur l'intuition et la subjectivité. La personnalité du patient n'intervient pas seulement dans le choix du principe thérapeutique et du nombre de dilutions. Le dernier rituel de l'homéopathie consiste à « dynamiser » le remède. Dès qu'une nouvelle dilution est faite, elle est « activée », « dynamisée », en la secouant selon un mode ici encore propre à chaque patient : le nombre, la fréquence et l'amplitude des agitations sont choisis par chaque médecin homéopathe en fonction de sa perception du psychisme de son malade.

Quelques homéopathes prétendent sans doute agir par raison, mais les principes de leur pratique s'apparentent à l'évidence aux traditions magiques les plus anciennes. Paracelse et Hahnemann n'ont fait qu'emprunter leurs principes aux magies traditionnelles, celles des Nabatéens du Sawad, ou celles des tantristes indiens, ou celles des chamanistes du Tibet et de Mongolie.

Le choix du principe curateur et l'adaptation de la dilution et de la « dynamisation » à la personnalité de chacun sont suffisamment flous pour que l'on s'interroge d'emblée sur la validité des principes homéopathiques et sur leur efficacité thérapeutique. Mais il est une raison encore plus forte de penser que le langage homéopathique n'est qu'un galimatias. Les dilutions réduisent évidemment la quantité du principe initial dissous dans la solution mère. A la deuxième dilution centésimale, le produit initial est dilué 10 000 fois, à la cinquième 10 milliards de fois, etc. A partir de la quinzième dilution, les chances de présence d'une molécule de la substance mère sont pratiquement nulles. Or, ce sont là des dilutions couramment prescrites par les homéopathes. Comment donc expliquer l'efficacité de solutions qui ne contiennent que des molécules d'eau ? Les lois de la matière étaient inconnues du temps d'Hahnemann, ce qui le mettait à l'abri de la critique. Mais, aujourd'hui, comment échapper à des interrogations mettant en doute la réalité même d'une prescription ? Les homéopathes, bizarrement peu ébranlés, invoquent leur fameuse « contiguïté » : les dilutions extrêmes seraient actives par « influence », « trace » du contact initial, avec un principe prétendument actif.

Pour entretenir un mystère sans doute nécessaire à leur réussite, les homéopathes ont rarement accepté de tester leurs produits par rapport à des placebos (qui ne contiennent aucune molécule active), en suivant les règles habituelles qui président à l'évaluation de tout médicament. Les difficultés méthodologiques qu'implique la définition de chaque personnalité sont le prétexte qu'ils ont adopté. La comparaison d'un produit thérapeutique avec un placebo est pourtant la seule qui permette de faire la part entre les effets organiques, pharmacologiques d'un médicament, et ses effets psychiques. Ceux-ci sont invariablement présents comme l'ont montré d'innombrables analyses. Les effets des produits médicamenteux dépourvus d'activité pharmacologique, comme les produits homéopathiques dilués, peuvent donc leur être entièrement dus. Cette incertitude, que ne dissipent pas les plaidoyers les plus sérieux[6], n'empêche pas l'homéopathie d'avoir des adeptes dans le monde entier. Le chiffre d'affaires annuel de l'homéopathie française dépasse désormais le demi-milliard de francs, et l'engouement pour les remèdes homéopathiques paraît même grandissant.

L'homéopathie est une illusion qui coûte cher, puisque ses produits sont partiellement remboursés par la Sécurité sociale. Mais la signification qu'on peut lui donner dépasse de beaucoup celle d'un simple gâchis. L'homéopathie est exemplaire des déviations profondes de la médecine contemporaine. Elle illustre d'abord la nocivité de la concurrence. Nombre de médecins adoptent l'homéopathie pour séduire leur clientèle. Être à la fois médecin pour les situations graves et magicien pour les affections bénignes, n'est-ce pas un gage supplémentaire de sécurité ? L'homéopathie est par ailleurs un excellent indicateur de la médicalisation des problèmes de santé. Elle ne vise en effet que les petits maux inaccessibles à la thérapeutique chimique, et non les maladies graves. Elle ne concerne que des affections momentanément insupportables, mais dont le pronostic d'ensemble reste favorable. L'homéopathie peut donc être supprimée sans que la morbidité et la mortalité en pâtissent. La croyance en l'homéopathie enfin, totalement

6. D. T. Reilly, C. Mc Sharry, M. A. Taylor, T. Aitchison, « Is homoeopathy a placebo response ? » *Lancet*, 1986, 2, p. 881-885.

irrationnelle, témoigne d'une méconnaissance grave de l'état de la science, sinon on voit mal comment les malades accepteraient de confier leur sort à de simples molécules d'eau. L'homéopathie témoigne donc de l'insouciance de notre société, procédant plus par passion que par raison, et accumulant des risques de déséquilibre.

9. Tourments pharmaceutiques

Le coût pharmaceutique représente une part modeste de l'ensemble des dépenses sociales de la nation (3 à 4 %), et est bien inférieur au coût de l'hospitalisation. En 1970, 19,7 % du budget de l'assurance maladie couvrait l'achat de médicaments, pour 35,9 % de frais d'hospitalisation. En 1984, ces deux chiffres sont devenus respectivement 12,4 et 52,3 %.

En réalité, si la consommation relative de médicaments a diminué, leur consommation absolue s'est accrue et tout permet de prévoir que ce mouvement est durable, tant à l'hôpital que dans les officines pharmaceutiques. A l'hôpital, la pharmacie fait partie des activités « inquiétantes » dont les dépenses excèdent les prévisions et l'allocation forfaitaire. Selon le service central d'analyse de gestion des hôpitaux de Paris, la consommation médicamenteuse a dépassé toutes les prévisions, même les plus sombres. En 1985, l'augmentation fut de 112,2 % (en volume) par rapport à l'an passé, ce qui représente une dépense supplémentaire d'environ 34 millions de francs[1]. En dehors de l'hôpital, l'expansion de la pharmacie est tout aussi impressionnante. La vente des médicaments a doublé en 10 ans, de 1970 à 1980. Au total, les dépenses de pharmacie atteignent, en 1986, 80,4 milliards de francs. L'augmentation d'une année sur l'autre a été de 10,8 % en 1984, de 14,8 % en 1985 et de 10,6 % en 1986[2].

Le développement de la pharmacie s'explique d'abord par l'amé-

---

1. *Information du service central d'analyse et de gestion de l'Assistance publique*, août 1985.
2. *Le Monde*, 24 juillet 1985, et *Le Panorama du médecin*, 12 février 1986.

lioration extraordinaire de la qualité et de l'efficacité des médicaments qui a commencé il y a une trentaine d'années. Les médicaments les plus réclamés concernent les maladies les plus courantes. A l'hôpital, la consommation pharmaceutique consiste essentiellement en antibiotiques, produits anticancéreux, anticoagulants et antidépresseurs. En officine, les médicaments du cœur et des artères ont la première place. Mais la consommation médicamenteuse n'est pas uniquement fonction de données médicales objectives. Elle est également favorisée par le comportement des malades et des médecins. Des malades d'abord, devenus intolérants au moindre mal. Ils réclament aux médecins des « médicaments de confort », de « pacotille », même si leur efficacité est clairement discutable. Si le médecin refuse, il perd sa clientèle. Il a aussi sa part de responsabilité dans l'emballement des prescriptions. Nombre de médecins, devançant l'avidité de leurs malades pour des médicaments, prescrivent à l'excès par complaisance. Beaucoup ordonnent aussi des médicaments par imprécision, voire par ignorance, ce qui explique le nombre élevé de prescriptions inutiles et redondantes[3]. Les exemples démontrant l'excès de consommation de médicaments et son inadéquation à l'état de santé ne manquent pas. La consommation médicamenteuse peut varier d'un pays à un autre sans être proportionnelle à la mortalité et à la morbidité. La santé, au sens large, y est la même, et pourtant la consommation des médicaments y est fort inégale. Elle est six à sept fois plus forte en Suède et au Canada qu'en France. En Europe, des disparités remarquables se font également jour : les dépenses de pharmacie sont deux fois plus faibles en Hollande qu'en France, trois fois plus faibles en Hollande qu'en Italie[4]. Au sein d'un même pays, la consommation des médicaments peut varier considérablement d'un hôpital à un autre, malgré des activités de soins comparables. Une étude italienne récente démontre d'autre part que la prescrisption d'antibiotiques dans l'hôpital général d'Udine est si maladroite et si

---

3. P. Meyer, *La Révolution des médicaments*, Paris, Fayard, 1984.
4. M. L. Burstall, « The community's pharmaceutical industry », *Commission of the European communities*, 30 avril 1980.

irréfléchie qu'elle s'avère totalement inutile dans certains services [5].

Le prix de vente des médicaments français est étroitement soumis au contrôle de l'État. Le gouvernement fixe le prix de chaque produit, le taux de remboursement et la hausse conjoncturelle, de façon à alourdir le moins possible le budget de la Sécurité sociale. Le contingentement est appliqué depuis une quinzaine d'années. De 1970 à 1982, l'indice des prix à la consommation est passé de 100 à 163. La hausse des prix consentie chaque année par le ministre de la Santé fut si restreinte qu'elle a été constamment inférieure à l'inflation. Le blocage a été si rigoureux que le prix de vente des médicaments français est plus faible que celui des médicaments étrangers ; lorsqu'un médicament est vendu 60 francs en Belgique et 100 francs en Allemagne fédérale, il est vendu 40 francs en France. [6]. Cette politique d'austérité mécontente fortement les industriels français. La vente de médicaments français à l'étranger y est de faible rapport. Le potentiel de découverte de l'industrie pharmaceutique française s'en trouve affaibli : la production de nouveaux médicaments décline depuis une dizaine d'années, et plus de la moitié du marché français est envahie dès maintenant par des produits étrangers.

L'industrie du médicament est aussi victime du développement de ses produits. Les difficultés budgétaires de l'assurance maladie retentissent sur la pharmacie, le freinage trouvant facilement sa justification dans les excès de consommation. Le dilemme auquel sont aujourd'hui confrontés les décideurs est impossible et exemplaire de la contre-productivité de la médecine : augmenter le prix des médicaments pour préserver le potentiel d'innovation industrielle avec une accélération supplémentaire du coût de la santé ?

5. F. Perraro, E. Pitzus, « Community and hospital pneumonia : quality assurance and doctors' involvement at the hospital of Udine », *3ᵉ Colloque international d'évaluation et de la qualité des soins*, Paris, 1986 (comm. libres nᵒ 24).

6. J. Servier, *Le Médicament français : une industrie de pointe en voie de liquidation ?*, Institut économique de Paris, 1986, p. 19.

Équilibrer le budget de la santé aux dépens de la créativité industrielle ? Avec, comme conséquence, le déclassement des industries nationales par rapport aux industries étrangères, la domination du marché français et l'aggravation du chômage.

L'industrie du médicament supporte aujourd'hui les conséquences d'un débordement auquel ont contribué d'autres acteurs. Ne faut-il pas aussi associer prescripteurs et consommateurs, médecins et patients à choisir la tempérance que réclame la découverte ?

10. Des gènes en vadrouille

Les phénomènes de contre-productivité auxquels il a été fait allusion jusqu'ici concernent l'ordre matériel de la société. L'imprévoyance, des appétits inutiles, ont généré des investissements abusifs qui freinent la course des progrès, leur application à toutes les classes de la société et la diffusion de tous les soins aux personnes âgées. La situation met en jeu le bien-être des hommes, mais repose sur des pratiques de gestion et d'équilibrage financier.

Des difficultés d'un tout autre ordre, tout à fait inédites, s'ajoutent aujourd'hui à ces préoccupations élémentaires. Il s'agit de périls beaucoup plus profonds, nés des orientations récentes des recherches biologiques. En apprenant à manipuler les molécules de la vie, les chercheurs ont augmenté leur risque d'erreur. A des erreurs de conduite peuvent succéder désormais des perversions fondamentales.

Ces dangers concernent essentiellement le résultat des recherches sur l'origine de la vie, l'hérédité, la conception et la naissance. L'*ordre juridique* que s'est donné la société humaine est bousculé dès maintenant par des questions pour la plupart sans réponse. Plus encore, l'*ordre moral* est ébranlé par des interrogations vides de sens. Surtout, les découvertes récentes semblent pouvoir compromettre l'*ordre naturel* et mettre en cause les forces équilibrantes et stabilisantes qui lui sont inhérentes. On peut craindre que la médecine soit ainsi sur le point d'atteindre le paradoxe de s'apprêter à détruire ce qu'elle a réussi à protéger et ce qu'elle a pour vocation de respecter. En manipulant, en maîtrisant, en dehors du corps humain, les gamètes reproducteurs, les chercheurs se sont peut-être déjà engagés dans des chemins interdits qui ne peuvent conduire qu'à la dissipation de l'édifice social et moral construit par les hommes depuis leur révolution néolithique.

Est-il démesuré d'être alarmé lorsqu'on découvre que les frasques de la fécondation *in vitro* bousculent les filiations ancestrales ? Lorsque, par exemple, un enfant peut naître d'un père ou d'une mère anonyme dont l'état civil est enfoui dans le secret des banques de cellules sexuelles ? Lorsqu'on peut faire naître un enfant dont le père est décédé depuis des années, ou un bébé qui n'est pas celui de sa mère ? Lorsqu'un enfant peut avoir cinq parents, père et mère génétiques, père et mère sociaux, mère « porteuse » provisoire de la grossesse ? Lorsqu'un cadet peut naître avant son aîné ? Lorsque des jumeaux, par une implantation utérine différente, peuvent ne pas vivre au même âge ? Lorsqu'une femme peut être enceinte à la fois de son enfant et de l'enfant d'un autre couple, comme on l'a vu récemment à Paris ? Lorsqu'un fils peut être le jumeau de son père ? L'ordre social n'est-il pas compromis lorsque l'un des médecins qui a le plus contribué à faire naître des enfants *in vitro* à partir de cellules reproductrices ou d'œufs conservés au grand froid s'interroge sur leur légitimité juridique ? « Les enfants de la congélation, écrit-il, ni interdits ni protégés, sont des hors-la-loi[1]. »

Mais il y a plus grave encore que cet éclatement de l'organisation de la famille. En manipulant des gamètes pour les unir, en parvenant à créer la vie au bout de leurs instruments, les médecins ont inventé les procédés leur permettant d'agir sur les molécules de l'hérédité, de les changer à façon pour donner naissance à des individus conformes au souhait parental. Les médecins de notre temps savent comment privilégier la naissance de filles plutôt que celle de garçons (ou l'inverse) et osent concevoir qu'on puisse réparer les défauts insoutenables de l'hérédité, les handicaps et drames de la vie qui se répètent à toutes les générations des

---

1. R. Frydman, *L'Irrésistible Désir de naissance*, Paris, PUF, 1986, p. 203.

familles atteintes. L'enjeu de la correction des obstacles mécaniques de la fertilité est dépassé par l'alliance des biologistes moléculaires avec les artisans de la procréation *in vitro*. La biologie et la médecine semblent au point de pouvoir modifier l'organisation du monde vivant.

Les conséquences de cette nouvelle audace s'imposent à tous. L'élimination d'un gène délétère, compromettant le bonheur de quelques individus et de quelques familles et occasionnant de terribles charges à la société, peut être considérée comme une nouvelle victoire de la médecine. Mais la marge qui la sépare de l'illégitimité est très faible. Les nouvelles possibilités de la biologie de la reproduction rendent possibles les aspirations eugéniques les plus folles. Les mythes d'aristocratie biologique héréditaire sont plus d'actualité qu'à l'époque de Galton, Pearson, Nietzsche et Gobineau qui les ont créés. Le destin de l'humanité peut être en jeu, puisque la force de toute espèce vivante dépend du polymorphisme de son patrimoine héréditaire.

Le désir « somptueux » de justice et de condamnation de la cruauté qui a présidé, comme le dit J. Hamburger, à l'essor de la médecine, est-il devenu force destructrice ? Les médecins mènent le jeu d'une espèce humaine « qui ne réussit qu'à inventer un mélange incompatible de progrès dans l'art de guérir et de progrès dans l'art de se détruire elle-même[2] ». Ils poursuivent avec talent une exploration remarquable, mais sont parvenus sans le réaliser sur des terrains piégés et minés.

L'aventure de la fécondation *in vitro* a débuté « raisonnablement » à l'instar de nombreux progrès médicaux. Chez des dizaines de milliers de femmes, des obstacles acquis congénitaux entravent la rencontre des ovules et des spermatozoïdes dans la cavité utérine. Des infections sont responsables des premiers. Il s'agissait naguère de tuberculose ou d'infections liées à des avortements. Il s'agit de nos jours d'infections par des micro-organismes, des microbes et même des virus transmis au cours des rapports sexuels. Les obstacles de nature infectieuse des trompes sont en

---

2. J. Hamburger, *Le Miel et la Ciguë*, Paris, Éd. du Seuil, 1986, p. 35.

quelque sorte une rançon de la liberté sexuelle, et la contraception orale a fait le lit de la fécondation *in vitro*.

En 1978, le docteur Robert Edwards réussit à faire naître à Londres le premier enfant conçu par mélange *in vitro*, hors de l'organisme, du sperme paternel et de l'ovule maternel, et réimplantation dans l'utérus maternel de l'œuf fécondé. 3 ans plus tard, Amandine, le premier enfant français conçu dans une éprouvette, naît à l'hôpital Antoine-Béclère.

En 5 ans, les méthodes de fécondation *in vitro* suivies de transfert d'embryon, « FIVETE » comme on les dénomme couramment, ont fait naître 600 enfants. Plus d'une centaine de centres français (120 en 1986) se déclarent capables de les entreprendre. On estime que le nombre de stérilités justiciables de FIVETE est d'une dizaine de milliers par an en France.

La méthode FIVETE n'a pas à être justifiée à son début. Une méthode permettant de rétablir la fertilité au sein d'un couple donné, même si elle consacre la dissociation de la sexualité et de la reproduction, ne bouleverse pas la morale. Les biologistes et les médecins ne sont-ils pas parvenus à mettre fin à l'une des déceptions humaines les plus profondes et les plus inutiles ? Les philosophes et les moralistes, les prêtres, devraient admettre cette nouvelle réussite de la science en toute quiétude. Le problème posé par la FIVETE à ses débuts paraît surtout d'ordre financier ; elle est une importante et nouvelle dépense, chaque FIVETE coûtant à la Sécurité sociale de 150 000 à 450 000 francs.

Les stérilités ne sont pas toutes liées à des obstacles secondaires et amendables. Nombre d'entre elles relèvent d'atteintes primaires des cellules reproductrices mâles ou femelles, incapables pour des raisons innées ou acquises d'accomplir leurs fonctions.

Dans 20 % des cas, la stérilité est d'origine masculine par baisse du nombre ou de la qualité des spermatozoïdes. L'adoption était naguère le seul palliatif. L'insémination artificielle et fécondation avec un sperme autre que celui du mari lui est préférée de nos jours. Elle est en quelque sorte une demi-adoption qui permet à la mère de connaître toutes les sensations de la maternité. Cette pratique, encore jugée comme scandaleuse au lendemain de la Seconde Guerre mondiale, est maintenant acceptée et codifiée. En France, le donneur de sperme doit rester anonyme, ne recevoir aucune rémunération, être marié et sans enfant. Sa famille doit être indemne d'anomalies génétiques majeures. Son comportement doit procéder de l'altruisme, comme celui d'un donneur de sang. Les techniques de recueil et de conservation du sperme humain ont été rapidement améliorées. Les centres de traitement du sperme ont été multipliés, et l'on en compte 20 en France à l'heure actuelle (que l'on appelle des CECOS). 3 000 couples s'y font traiter chaque année. 1 700 enfants naissent par insémination artificielle.

La réussite des techniques d'union artificielle des cellules reproductrices ne resta pas longtemps impunie. Des menaces, des inquiétudes, les ont rapidement concernées. Des accidents fortuits prennent une résonance particulière lors de l'utilisation de sperme humain anonyme. On imagine la déception et la douleur qui entourent une naissance compromise par une maladie génétique due à la rencontre de deux gènes récessifs présents mais inapparents chez les deux parents. Des problèmes redoutables sont également inhérents à la méthode. L'insémination peut être faite avec du sperme conservé, provenant d'un père décédé ; les difficultés juridiques sont alors énormes. Devenu adulte, l'enfant né d'un père anonyme peut être gravement éprouvé lorsqu'il apprend que son père légal n'est pas son père biologique. Les Suédois préconisent de lever l'anonymat du père biologique, mais les Français y restent opposés. Le don du sperme, enfin, peut être utilisé à des fins violant les lois sociales, par un couple de femmes homosexuelles, par exemple, désirant faire naître en son sein et élever un enfant, comme cela a été vu récemment en Hollande[3].

La reconnaissance de l'insémination artificielle avec don de sperme devait entraîner le don d'ovule. Pourquoi un don d'ovule

3. M. A. d'Adler et M. Teulade, *Les Sorciers de la vie*, Paris, Gallimard, 1986, p. 146.

suivi de fertilisation *in vitro* ne pourrait-il pas être le remède de stérilités primaires féminines ? Mais les manipulations d'ovules font courir de nombreux risques et exposent à de véritables transgressions morales. Contrairement aux spermatozoïdes, les ovules ne peuvent être conservés au froid, et l'anonymat de la « donneuse » ne peut être respecté. L'ordre juridique est perturbé. Qui est la mère : la femme d'où provient l'ovule ou celle qui assure la croissance de l'œuf fécondé ? Que dire si la grossesse est décidée chez une « mère porteuse » abandonnant l'enfant à sa naissance et le retournant à une mère biologique ou à une mère d'adoption ? Que dire surtout si la « mère porteuse » est porteuse pour de l'argent, si elle ne prête pas son utérus, mais le loue ?

La reproduction *in vitro* a ainsi déjà suscité de nombreuses préoccupations. Quelques-unes d'entre elles apparaissent dès maintenant sans solution. Mais les inquiétudes les plus sévères d'aujourd'hui semblent infimes par rapport à celles que l'on perçoit en filigrane des dernières recherches.

a) Des embryons congelés.

L'évolution de la FIVETE inquiète profondément. On prélève désormais plusieurs ovules à la fois que l'on féconde *in vitro* avant de les congeler. Cela dans le double but de réduire le nombre d'interventions chirurgicales et de réussir la conservation des ovules, car ceux-ci ne peuvent être conservés à très basse température que s'ils ont été préalablement fécondés. Des banques d'embryons humains congelés sont donc annexées au centre de FIVETE. A chaque tentative de grossesse, des œufs fécondés sortis du froid sont introduits dans l'utérus. Leur nombre est restreint pour éviter une grossesse multiple, et donc des avortements ou des accouchements prématurés. Les embryons non implantés sont congelés et gardés dans le grand froid pour être éventuellement implantés à leur tour en cas d'échec de la tentative précédente. « La reproduction humaine échappe désormais aux contraintes de temps et d'espace[4]. »

La conservation au froid ne semble pas délétère pour l'embryon. Aucune malformation n'a été induite jusqu'à présent par cette technique. Au contraire, les alternances de congélation-décongélation, inhérentes à ce mode de conservation, semblent capables de sélectionner les embryons les plus aptes à se développer. L'hypothèse d'un danger pour l'embryon ne peut être cependant écartée en toute certitude. On ne sait pas en particulier quelle est la durée maximale de congélation.

Les incertitudes morales et juridiques sont d'emblée considérables. La conservation d'un embryon congelé peut-elle être poursuivie pendant une longue période, de plusieurs décennies, voire de plusieurs siècles ? Va-t-on un jour assister à l'accouchement d'enfants conçus par leurs trisaïeux ? Que faire dès aujourd'hui des embryons congelés, « abandonnés » dans l'azote liquide par des parents comblés par une ou plusieurs naissances précédentes ? Le désir d'enfanter ne va-t-il pas amener des femmes à réclamer les embryons abandonnés ? A pratiquer une nouvelle forme d'adoption, en quelque sorte, l'adoption par transfert de l'œuf dans l'utérus. Comment s'assurer que cette nouvelle pratique d'adoption respecte en même temps des règles morales ? Qu'il n'y ait pas commerce d'embryons congelés ?

Les réserves, voire les interdits, émanant de diverses instances morales et sociales inquiètes que des embryons congelés soient déjà disponibles, et la demande de certaines femmes stériles, avides de maternité, montrent combien la situation est préoccupante. L'inconvénient majeur des banques d'embryons, explique le conseil de l'Ordre des médecins, tient au risque d'eugénisme[5]. Mais même si celui-ci était évité avec une grande rigueur, les autres interrogations subsisteraient. La signification fondamentale de l'œuf fécondé et immobilisé par le grand froid est inconnue. Pour le juriste, la tâche est « pour la première fois d'élaborer un statut de l'individu non vivant en promesse de vie[6] ». Pour le phi-

4. M. A. d'Adler et M. Teulade, *op. cit.*, p. 43.
5. *Le Monde*, 21 octobre 1986.
6. J. Testard, *op. cit.*, p. 120.

losophe, elle est de se prononcer sur la capacité d'existence. De définir à quel stade de la fécondation apparaît la personne humaine. De ce début fondamental dépendent les règles pratiques de la gestion des banques d'embryons. Une médecine qui permet à la vie d'apparaître, puis qui arrête son développement sans connaître le sort de l'embryon qu'elle a créé n'est-elle pas une pratique d'apprenti sorcier ?

b) Le choix du sexe.

Le diagnostic du sexe d'un embryon peut être fait sans erreur par l'étude des chromosomes d'une de ses cellules. Deux chromosomes X indiquent un embryon femelle, un X et un Y indiquent un mâle. Des sondes moléculaires identifient facilement ce dernier. L'industrie agro-alimentaire profitera beaucoup de cette technique. Des vaches pourront être produites en priorité dans des contrées pauvres ayant besoin de lait, et des taureaux dans des pays riches plus soucieux de consommer de la viande.

La détermination du sexe de l'embryon humain au tout début de son existence va être mise au point prochainement. Elle représentera une méthode de prévention radicale des maladies héréditaires liées au sexe, comme l'hémophilie qui ne s'exprime que chez des garçons. Dans une famille éprouvée par de tels problèmes génétiques, le sexe de l'embryon pourra être repéré systématiquement avant son insertion dans l'utérus, et les embryons au sexe dangereux détruits.

Des anomalies du génome non liées au sexe vont pouvoir être repérées par des procédés de sondage similaires : quelques cellules détachées de l'embryon sont cultivées *in vitro* et leurs génomes « sondés » pendant que l'embryon « attend » dans le froid. Si la recherche est positive, l'embryon est détruit. Si le résultat est favorable, l'embryon est placé dans l'utérus de la mère. Les techniques de sondage génomique cellulaire permettent un diagnostic à un stade tout à fait initial du développement d'un être humain, alors que les techniques d'identification des gènes se pratiquent sur les cellules d'un fœtus déjà développé. Les avortements pour anomalies génétiques se feront de plus en plus *in vitro*, remplaçant les avortements *in vivo* de notre époque.

Le repérage du chromosome sexuel embryonnaire, ainsi que celui de tout autre gène, peut être utilisé à des fins fondamentalement différentes de celles qui ont présidé à sa mise au point. On imagine que des sociétés conduites par la politique, par l'économie, ou par l'évolution naturelle de leur démographie, en viennent à sélectionner le sexe de leurs enfants. On imagine aussi que des fantasmes individuels de descendance puissent avoir désormais libre cours. On imagine encore que la définition de la normalité dans la descendance puisse être portée à l'extrême avec des destructions massives d'embryons.

c) La fécondation « in vitro » peut être utilisée à des fins perverses.

Ainsi la duplication artificielle de l'embryon. Une division de l'embryon encore jeune en 2 amas équivalents donne naissance à de vrais jumeaux. Cet événement survient dans environ 4 $^0/_{00}$ des grossesses humaines. Une manipulation de l'embryon peut reproduire ce phénomène naturel. Elle est déjà utilisée avec succès chez les ovins et les bovins : l'embryon est scindé en deux parties égales par microchirurgie, et chaque moitié replacée dans l'utérus d'une vache produit un jumeau vrai. Il peut en être de même un jour chez l'homme. Que penser de cette méthode modifiée de manière à ne faire vivre qu'un hémi-embryon et à conserver l'autre pour fournir éventuellement à son frère vivant les organes de rechange dont il pourrait avoir besoin un jour ? L'embryon humain résiste moins bien que l'animal à la duplication artificielle, mais la perspicacité des chercheurs peut venir à bout de ce qui n'est peut-être qu'un simple problème technique.

Ce peut être aussi la fécondation de l'ovule par l'ovule. Un couple homosexuel féminin pourra peut-être mettre au monde un jour un enfant qui soit le produit des deux partenaires comme dans un couple hétérosexuel. Ce qu'il faut faire pour cela est clair dès aujourd'hui. Il faut réussir à prélever un ovule mûr chez chacune des deux femmes, provoquer *in vitro* la fusion de ces deux gamètes, comme un spermatozoïde « fusionne » avec un ovule, et replacer le produit de la fusion dans l'utérus de l'une ou de l'autre des partenaires. Ce qui assure à l'œuf fécondé dans cette condition un génotype de type féminin. Cette expérience a déjà été partiellement réussie chez l'animal. Il semble que le développement embryonnaire complet exige néanmoins que l'œuf contienne 2 noyaux de sexe opposé. Mais la certitude ne peut venir que de l'expérience. A quand la première chez une femme ?

L'autoprocréation féminine peut également être envisagée. Les étapes et les procédés permettant à une femme d'avoir un enfant dont les gènes soient uniquement dérivés de ses propres gènes sont connus. Un de ses ovules doit être activé *in vitro* en le mettant en contact avec un spermatozoïde qui est retiré de l'œuf immédiatement après cette fausse fécondation. La diploïdie des chromosomes de l'œuf sera induite en empêchant par une substance chimique la première division de l'œuf. Cette expérience aurait réussi chez la souris. Peut-être sera-t-elle menée un jour chez une femme, malgré le mauvais développement auquel paraît condamné un œuf contenant une information unisexuée. De quoi combler une possessivité maternelle développée ?

Le clonage peut conduire à des manipulations diaboliques. Aucun individu ne ressemble à un autre si l'on excepte l'éventualité des vrais jumeaux. Des procédés produisant des descendants strictement identiques à un individu choisi pour donneur de gène commencent néanmoins à être imaginés. Il suffit en théorie de prélever une des cellules du donneur (une cellule de la peau par exemple) et de l'insérer dans un œuf préalablement privé de son propre noyau. La division de cet œuf donnera naissance à un individu strictement identique au donneur. En pratique, ce procédé a fait naître des grenouilles dans un laboratoire de Cambridge. Plus récemment, des souris et des agneaux, après prélèvement d'une cellule d'embryon. « A l'Institut de physiologie animale de Cambridge, où des agneaux Suffolk sont nés d'ovules de brebis Cheviott, on estime que ces premières naissances ouvrent la voie à un nouveau mode de sélection génétique par clonage à grande échelle. Aux États-Unis, la firme privée Granada Genetics annoncera bientôt la naissance de veaux clonés [7]. »

Le clonage humain est encore hypothétique, mais il n'est pas difficile d'imaginer que des chercheurs s'y exercent, précisément sur des embryons congelés abandonnés.

La grossesse masculine pourrait être pratiquée : un ovule mûr extirpé d'une femme et fécondé *in vitro* serait introduit dans la cavité abdominale d'un homme qui souhaiterait « vivre » une grossesse. Cette espérance de transsexuel n'est pas strictement impossible. L'embryon humain peut en effet se développer jusqu'au terme hors de l'utérus dans la cavité abdominale, et des enfants sont nés par césarienne de telles grossesses extra-utérines chez une femme. Par ailleurs, des injections d'hormones peuvent remplacer la fonction ovarienne. Une femme australienne, privée d'ovaires fonctionnels, a pu porter dans son utérus l'ovule d'une autre femme fécondée *in vitro* sous couvert d'hormones appropriées avec des hormones synthétiques de la grossesse qui lui ont été administrées par voie parentérale ; un homme devrait aussi pouvoir porter un fœtus dans sa cavité abdominale [8].

La gestation chez l'animal serait aussi envisageable. On ne sait pas pourquoi la grossesse ne suscite pas de réaction immunitaire. La moitié des tissus de chaque fœtus a pourtant une origine étrangère au patrimoine génétique de la mère qui le porte. En cherchant une explication à cette tolérance, des chercheurs réussirent à faire naître un chevreau d'une brebis. Il suffit de changer l'enveloppe de l'embryon. L'expérience ne réussit pour le moment qu'entre des espèces voisines, mais l'homme, dit Testard « a des cousins très proches... [9] ».

7. M.A. d'Adler et M. Teulade, *op. cit.*, p. 77.
8. E. Badinter, *L'Un est l'autre*, Paris, Éd. O. Jacob, 1986.
9. J. Testard, *op. cit.*, p. 142.

La médecine peut agir encore plus haut dans l'organisation du vivant. Non en modifiant en quelque sorte mécaniquement les conditions d'apparition de la vie, mais en modulant au niveau le plus fin les programmes chimiques qui fixent ses caractères. Les progrès de la biologie moléculaire, comme ceux de la biologie du développement, permettent de concevoir que des gènes puissent être modifiés, qu'il soit possible en particulier de corriger l'aberration chimique du génome qui engendre une maladie héréditaire. La « thérapie génique » a commencé, tout au moins chez l'animal [10]. La stratégie la plus directe consiste à remplacer une séquence d'acide désoxyribonucléique par une autre, à insérer ainsi un gène « correcteur » dans un œuf fécondé. Cette transformation génomique peut être réalisée sur l'ovocyte préfécondé, et l'œuf est réimplanté après fécondation dans l'utérus d'une femelle normale. Des souris, des lapins, des cochons, des moutons, que l'on dénomme « transgénotes », c'est-à-dire porteurs d'un génome modifié, sont déjà nés après cette manipulation. Des expériences sont en cours aux États-Unis pour modifier des bovins. L'animal « transgénote » comporte dans ses chromosomes la copie du gène étranger, et les animaux des générations suivantes véhiculent de façon stable le nouveau trait génétique. On peut démontrer dans les expériences réussies que le gène nouvellement introduit est fonctionnel. Ceci a été établi, par exemple, sur des gènes exprimant la production de certains pigments et de certaines hormones. L'introduction du gène correcteur n'est pas toujours réussie. Par ailleurs, elle expose à modifier en même temps le génome et à introduire des maladies génétiques imprévues qui se retrouveront chez tous les descendants. Enfin, le transfert du gène « correcteur » peut être délétère pour l'œuf sur lequel on travaille. La thérapie génétique de l'embryon est aléatoire et dangereuse. La correction d'une anomalie génétique

10. F. Gros, *op. cit.*

158

humaine par ce procédé n'est pas imminente. L'insertion de gènes conférant des propriétés nouvelles à l'espèce humaine, comme le clonage de gènes déterminant une longévité extrême, n'est donc pas non plus concevable dans l'immédiat. Mais il n'est pas déraisonnable de prédire que le transfert de gènes « correcteurs » deviendra un jour ou l'autre une technique accessible.

Une autre stratégie de « thérapie génique » consiste à transférer un gène « correcteur » dans des cellules différenciées, somatiques, c'est-à-dire dans des cellules qui n'ont pas de rôle dans la reproduction. Dans ce cas, les problèmes éthiques sont moins intenses. Les modifications du génome survenant après la différenciation cellulaire, intervenant sur un tissu déjà organisé, s'apparentent en quelque sorte à une thérapeutique commune. Ce transfert de gènes a été fait avec succès sur des cellules maintenues en culture. Les cellules modifiées sont ensuite réinjectées à des animaux irradiés, et donc devenus tolérants à l'égard de ces cellules modifiées. L'accrochage du gène à un rétrovirus peut aider son transfert dans le génome. Une tentative de transfert de gène a été faite récemment sur des cellules hématopoïétiques. Le gène synthétisant de l'hémoglobine normale a été transféré dans la moelle osseuse de deux patientes atteintes de bêta-thalassémie sévère, maladie caractérisée par un défaut génétique de l'élaboration de l'hémoglobine. L'expérience a échoué, et la critique a été unanime. Plusieurs obstacles fondamentaux empêchent en effet encore la réussite de ce genre d'entreprise. L'intégration d'un gène dans un chromosome peut activer des gènes voisins, et en particulier des gènes oncogènes, d'où l'expression de cancers. Par ailleurs, l'expression d'un gène intégré dans un chromosome étranger dépend beaucoup de son site d'intégration. Il y a donc à la fois danger et insuffisance de rendement. Mais il est clair dès aujourd'hui qu'il ne s'agit là que de difficultés méthodologiques que les progrès techniques parviendront à régler. On peut prédire sans grand risque d'erreur que la « thérapie génique » des cellules somatiques sera un jour une thérapeutique courante.

La vocation de la médecine fut, jusqu'à nos jours, de secourir et de soulager. Certains progrès techniques contemporains, accomplis avec une rapidité extrême, ne respectent plus cette finalité. Les avancées scientifiques qui viennent d'être décrites, dépassant considérablement l'intention qui les a fait naître, s'avèrent des sources inquiétantes de déstabilisation. Certaines découvertes, encore immatures au plan technique, risquent déjà de se retourner contre la santé de celui qu'elle prétendent guérir, et posent dès maintenant des problèmes sociaux et juridiques imprévus. Certaines découvertes laissent même entrevoir des ruptures choquantes et dangereuses de l'ordre naturel.

Ces outrances sont évidentes dans l'énoncé des prouesses de la médecine, de la reproduction et de l'hérédité. De plus, l'édification de garde-fous contenant le progrès dans des limites raisonnables, le ralentissement de l'évolution pernicieuse de la fécondation *in vitro* et de la manipulation d'embryons, apparaissent d'emblée comme des objectifs difficiles. Le dérapage paraît indissociable du progrès. Chacun des facteurs qui est responsable de l'emballement de cette médecine offre peu de prise aux tentatives de régulation. La recherche est en effet comme une mèche fusante allumée dans chaque cerveau humain, rendant incertaines les tentatives d'étouffement. Le cri d'alarme de certains chercheurs en biologie de la reproduction, tel celui de J. Testard[11], a été entendu, mais peut-il avoir de grandes conséquences ? Des échappées incontrôlables risquent de rendre vaine toute recommandation, et les moratoires ne sauraient avoir une longue durée. La mise au point de méthodes dûment éprouvées chez l'animal déclenche infailliblement leur duplication chez l'homme : la recherche sur la fertilité des animaux, si utile pour l'élevage, si licite par conséquent, est un activateur irrésistible de la recherche chez l'homme.

11. J. Testard, *op. cit.*

A l'autre bout de la chaîne du progrès, en aval, au niveau de la consommation, un autre facteur d'activation est présent. Il s'agit de l'appétit insatiable, généré par la civilisation industrielle, de profiter de toutes les découvertes que l'on considère *a priori* bénéfiques.

En réussissant à s'affranchir des grandes pressions délétères de l'environnement et à dominer des maladies sérieuses, l'humanité civilisée s'est en quelque sorte fragilisée. Les moindres peines affectives et physiques ne sont plus tolérées depuis qu'on sait pouvoir les amender par une intervention extérieure. De même, l'accélération du progrès est source d'impatience, et l'appétit de jouissance rapide naît à chaque découverte. Ces comportements caractéristiques des sociétés de consommation sont responsables de certains débordements de la médecine. Le même appétit de « toujours plus » a largement contribué aussi à la diffusion de la FIVETE.

15 000 enfants sont adoptables en France, et 1 700 d'entre eux ont moins de 4 ans. 6 000 enfants seulement sont adoptés, et les autres, plus de la moitié par conséquent, restent privés de famille. En 5 ans, la fécondation *in vitro* a fait naître 600 enfants à grand coût et avec des difficultés techniques considérables, alors que plusieurs milliers d'enfants vivants, dédaignés des adopteurs, restent chaque année sans parents. L'adoption rencontre sans doute des difficultés particulières — difficultés psychologiques, difficultés administratives, difficultés pécuniaires. Mais ces explications traditionnelles sont insuffisantes. Elles justifient mal l'insuffisance d'adoptions, et n'expliquent pas que la fécondation *in vitro*, malgré ses propres contraintes, lui soit préférée aussi souvent.

La véritable explication réside dans la nature et la réussite de notre civilisation. L'adoption procède de hautes valeurs morales, le devoir, la charité et le dévouement. La fécondation *in vitro* peut être perçue comme une demi-adoption qui procure néanmoins les sensations et les joies de la maternité, et qui apporte une sensation réconfortante de normalité. Dans une civilisation où l'hédonisme est devenu prioritaire, la morale d'assistance s'efface au profit de la quête de satisfaction. Un enfant n'est désiré qu'à condition que sa mère connaisse les sensations heureuses de la maternité. La pratique de la fécondation *in vitro*, qui permet à une femme d'être comme les autres, dépasse irrésistiblement la pratique de l'adoption.

Notre incapacité à définir rapidement des règles de conduite raisonnables favorise les errances autant que l'appétit de découvertes et la soif d'en jouir. Prenons l'exemple des embryons congelés. Quelle attitude faut-il prôner, lorsque celle-ci dépend de la conception que l'on se fait de l'apparition de la personnalité « humaine » dans le fœtus ?

La personne « humaine » serait mise en place, affirment les philosophies issues de l'Église chrétienne, dès la fusion du spermatozoïde et de l'ovocyte. Détruire un œuf fécondé, même s'il est fécondé depuis quelques heures seulement, doit être considéré comme un équivalent d'assassinat. Des critères morphologiques ou fonctionnels permettent d'avoir des conceptions différentes sur le moment de l' « humanisation » du fœtus : l'implantation dans l'utérus pourrait être le moment décisif, puisqu'un processus de sélection élimine continuellement de nombreux embryons anormaux avant qu'elle ne se fasse. La période où le fœtus devient viable, capable de vivre indépendamment de sa mère, soit la vingt-quatrième semaine de grossesse, serait celle qui compte, assurent d'autres auteurs. Des chercheurs clament que la maturation du système nerveux, et particulièrement celle qui permet au fœtus de prendre conscience de son Soi, serait la bonne frontière. Quelques-uns la situent au moment où le fœtus commence à prendre forme humaine. Enfin, on affirme également parfois que ce n'est qu'au moment de la naissance que l'embryon deviendrait un homme. Ce débat reste sans réponse comme l'était la discussion de l'avortement il y a une vingtaine d'années. Tenter de fixer la date de l'apparition de la « personnalité humaine » au sein d'un embryon est aussi illusoire que de vouloir préciser la situation cosmique préexistante au « big bang ». Cette interrogation appartient aux pourquoi « illicites », au sens que leur a donné J. Hamburger, parce qu'ils échappent à

162

la vérification expérimentale [12]. Ne pouvant définir ce qu'est l'âme, on ne peut évidemment fixer la date de son apparition après la fécondation. Les réponses qui ont été données jusqu'ici sont nécessairement intuitives et passionnelles. Les religions ont adopté les positions dogmatiques qui paraissaient conformes à leurs morales. Les religions chrétienne et bouddhiste ont tendance à fixer l'heure de la « personnalisation » d'un embryon à l'instant même de la fécondation, la religion juive 14 jours après, et l'islamique 60 jours plus tard. Chacune de ces dates satisfait celui qui a sa foi, mais non celui qui a la charge de dégager une éthique universelle. Les scientifiques qui se prononcent sur ce sujet devraient mesurer que leur appréciation est soumise à une grande relativité. Rien ne permet d'admettre avec l'un d'eux « que l'œuf congelé est un être momentanément mort [13] ». Rien n'autorise non plus à souscrire à une autre affirmation qui fixe la démarcation fatidique à la limite de viabilité, c'est-à-dire entre la vingt-huitième et la trente-deuxième semaine de gestation [14].

L'impossibilité de conclure traduit la difficulté à ériger des règles universelles. Chaque chercheur a sa propre morale, et aucune autorité ne peut lui donner objectivement tort ou raison. Les freins que l'on peut être tenté de mettre en place sont donc difficilement justifiables.

12. J. Hamburger, *La Raison et la Passion*, Paris, Éd. du Seuil, 1984.
13. J. Testard, *op. cit.*, p. 120.
14. R. Frydmann, *op. cit.*, p. 209.

II

L'ARRÊT DU GÂCHIS

Dans son *Introduction à l'étude de la médecine expérimentale*, Claude Bernard a souligné que la médecine et la politique sont liées par des parentés inattendues. Comme la pensée médicale peut être influencée par la politique (ce que l'on a pu constater en génétique et en neuropsychiatrie), la politique peut s'inspirer de la médecine. Médecine et politique peuvent progresser l'une et l'autre selon une démarche expérimentale ou une démarche révolutionnaire. La première procède par adaptations souples aux obstacles rencontrés. La seconde, fixée par des *a priori*, des dogmes, est nécessairement discontinue et explosive. « Les gouvernements systématiques sont renversés par des révolutions. Un gouvernement théorique ou expérimental, qui modifie ses idées à mesure que les faits se présentent, n'aura plus de révolution... Ce sera intéressant de présenter les sciences politiques sous ce jour nouveau. On a souvent comparé la politique à la médecine sous ce rapport ; il faut encore les rapprocher et les mettre toutes deux dans la voie des sciences expérimentales [15]. » Les changements d'ordre politique suggérés dans les chapitres suivants sont « expérimentaux », suivant en cela la démarche médicale. Aucune réforme brutale de l'organisation de notre appareil de santé n'est imaginée. Le lecteur aura sans doute déjà compris que des gains substantiels de rendement peuvent être acquis en agissant de l'intérieur, en perfectionnant les conditions de l'exercice médical tant dans la pratique libérale qu'à l'hôpital. Des transformations radicales sans

15. C. Bernard, *Principes de médecine expérimentale*, Guilde internationale des médecins, Paris/Masson, Lausanne 1962, p. 180.

consensus préalable seraient irréalistes et inutiles pour contenir le débordement actuel de la médecine. Les économies ainsi réalisées devraient permettre inversement, selon la prévision des chapitres suivants, de poursuivre et même d'amplifier l'effort de recherche, dont les résultats à leur tour contribueraient à l'assainissement budgétaire : ainsi les médicaments et les mesures préventives écourtent la durée des maladies et coûtent-ils moins chers que l'hôpital et ses traitements brutaux.

Les enfants du deuxième millénaire s'attendront à avoir une vie plus longue s'ils savent s'y préparer. C'est avec le sourire et non l'angoisse qu'ils l'aborderont.

11. Changements
chez les médecins

L'emballement de la consommation médicale a trouvé deux démonstrations. La première est qu'au-delà d'une dépense minimale il n'y a pas de relation entre le coût santé et l'état sanitaire. La seconde est l'inégalité de la consommation médicamenteuse (en Occident) et l'insensibilité de la santé à ce phénomène. Si l'on adaptait strictement la médecine à la morbidité, il en résulterait sûrement d'importantes économies. Peut-être, même, des économies suffisantes pour faire face au coût du progrès technologique et de l'assistance gériatrique ?

La rationalisation des soins concerne autant la pratique hospitalière que la médecine praticienne. Dans la première, le contrôle des dépenses est relativement aisé. Mais il n'en va pas de même dans la seconde, où réglementer la médecine en fonction des besoins réels de santé bouleverserait la déontologie médicale elle-même.

La prise en charge de chaque « acte médical » par le système médical français s'oppose fondamentalement à toute tentative de régularisation. Les médecins peuvent impunément exercer leur entreprise de séduction en offrant des investigations et des traitements qui, bien qu'injustifiés, inspirent confiance et plaisent à leurs malades. Et les patients peuvent jusqu'à satiété nourrir leur appétit de consolation et de considération. L'assurance maladie couvre leurs caprices de santé aussi bien que leurs maladies sérieuses. Une étatisation du système de santé, à l'anglaise, réduirait la tendance inflationniste de notre médecine extra-hospitalière.

Mais cette solution, pourtant la plus simple, n'est pas acceptée en France, ni par les médecins ni par les malades, épris de libéralisme, d'individualisme et de fantaisie.

Rationaliser la médecine praticienne impliquerait non pas de changer l'organisation du système médical, mais les conditions de l'exercice médical, l'attitude des malades et des médecins vis-à-vis de la maladie. Il faut arriver à ce que les prescriptions médicales soient strictement ajustées à l'état de santé. Les examens sanguins et urinaires, prescrits par principe, et non par souci diagnostique ou thérapeutique, sont critiquables, alors que les statistiques démontrent que leur pratique s'accroît chaque année. A quoi bon prendre la mesure de dizaines de paramètres chimiques de l'organisme, alors qu'un seul constituant plasmatique, s'il est choisi avec précision, est un indicateur suffisant de l'état fonctionnel que l'on souhaite apprécier ? Le dosage de l'urée sanguine, par exemple, a été remplacé dans l'étude de la fonction rénale par celui de la créatinine sanguine qui est plus précis. Mais la plupart des médecins continuent de faire doser les deux constituants. Le « bilan fonctionnel hépatique » est une batterie de tests chimiques évaluant les activités métaboliques des cellules hépatiques. Il est prescrit chez tout alcoolique, souvent plusieurs fois par an, bien qu'il n'ait pas beaucoup plus de valeur diagnostique qu'un bon examen clinique. Un « bilan fonctionnel hépatique » n'est utile qu'à une médecine de recherche. Il peut être délaissé en pratique, sans inconvénient pour le malade et avec de grands avantages pour l'économie de la santé. La recherche d'anomalies chimiques que l'on ne sait pas traiter et dont on ne connaît pas l'exacte signification est de toute évidence inutile ; pourtant elle est couramment pratiquée, sans doute vestigiale de la période préthérapeutique où la bonne médecine était synonyme d'investigation. En l'absence de douleurs articulaires et rénales, qu'apporte, par exemple, le dépistage d'une augmentation modérée de l'acide urique sanguin puisqu'il n'appelle aucune thérapeutique particulière ?

Un rapport établi à la demande de la présidence de la République vient de montrer à quel point l'échographie pendant la grossesse est abusive. Les excès de prescriptions sont considérables. Surtout, le nombre d'échographies bâclées est surprenant, avec des conséquences médicales déplorables. En 1986, 172 femmes ont consulté à Port-Royal, après avoir subi des examens à l'extérieur de cette maternité : dans 20 % des cas, le diagnostic porté était totalement faux. Par ailleurs, on avait annoncé à 14 % de ces mères des anomalies qui n'existaient pas ; 42 % des diagnostics étaient incomplets. Terrible constat : 20 % seulement de ces femmes avaient bénéficié d'une échographie sans reproche [1].

Le dépistage de la tuberculose pulmonaire a beaucoup bénéficié, il y a une trentaine d'années, des examens radiographiques pulmonaires systématiques. Il n'en est plus de même de nos jours, maintenant que la tuberculose a été considérablement raréfiée par le traitement antibiotique. Pourtant, les radiographies du thorax sont toujours faites en très grand nombre, en médecine du travail, à l'embauche professionnelle, en routine annuelle, lors de l'admission à l'hôpital et avant une opération. Près de 10 millions d'actes radiodiagnostic sont faits chaque année en France à ce titre, 2,5 millions de radiographies systématiques du thorax étant demandées à l'hôpital. La médecine du travail des salariés du secteur privé prescrit à elle seule plus de 5 millions d'examens radiologiques systématiques par an. La France est l'un des trois pays de la Communauté européenne (avec l'Italie et la République fédérale d'Allemagne) où le radiodépistage pulmonaire systématique demeure obligatoire pour de nombreuses catégories de la population. Les autres pays européens l'ont abandonné, sans provoquer pour autant une recrudescence de tuberculose pulmonaire.

Le « rendement » du radiodépistage systématique est si faible aujourd'hui que la découverte d'un seul cas de tuberculose pulmonaire dépasse 300 000 francs. Le radiodépistage coûte 600 millions de francs par an à la Sécurité sociale. Cette pratique abusive et dépassée vient d'être enfin condamnée par les médecins [2]. Il n'est pas sûr pour autant qu'elle soit supprimée rapidement.

1. A. Kuchner, « Échographies : gare aux abus », *L'Express*, 24-30 avril 1987, p. 59, et Y. Dumez, *Naître ou ne pas naître*, Paris, Flammarion, 1987.
2. *Concours méd.*, 2 mai 1987, n° 17.

Les traitements médicamenteux, plus encore que les examens de laboratoire, sont encombrés de prescriptions inutiles et d'efficacité douteuse. Il ne pourra y avoir de médecine rationnelle si ces pratiques subsistent. En République fédérale allemande, une pénalisation fiscale sanctionne les médecins dont les prescriptions sont longues et abondantes. Mais la pondération ne peut être obtenue par la force. Elle dépend avant tout de la qualité de l'instruction qui, seule, apprend à faire la distinction entre gestes inutiles et utiles pour le malade. Les médecins doivent parfaitement connaître leurs armes thérapeutiques, c'est-à-dire les produits pharmaceutiques dont ils disposent. Leurs mécanismes, la posologie, les nouveautés, doivent être soigneusement répertoriés et jaugés. La bonne adéquation des prescriptions à l'état clinique exige sans doute un bon diagnostic mais surtout de bonnes connaissances pharmacologiques.

Or, la formation des médecins, au moins dans nombre d'écoles, ne garantit pas l'acquisition des qualités nécessaires à une médecine d'excellence et de haute efficacité. Les programmes d'enseignement n'ont pas suivi l'évolution de la science. La description, la science des classifications, ont encore le pas, comme autrefois, sur la connaissance des mécanismes pathologiques et la thérapeutique. On pourrait concevoir que l'équilibre d'un enseignement soit assuré par trois chapitres d'égale importance : la connaissance du normal et du pathologique, la compréhension des dérèglements du pathologique, l'apprentissage des soins. La pharmacologie et la thérapeutique pourraient donc constituer un tiers des études, alors qu'elles n'en concernent qu'environ 10 % aujourd'hui. Cette situation résulte de l'immobilisme de certains enseignants qui se servent de leur discipline pour pérenniser leur puissance au sein du corps professoral. L'État pourrait engager des réformes, mais le débat gouvernemental se concentre davantage sur les structures que sur les fonctions universitaires.

A cela s'ajoute une insuffisance de la formation postuniversitaire. Le praticien installé manque de moyens d'information sur les progrès de la médecine. Les enseignements de qualité sont très rares, fractionnaires, et ne sont pas obligatoires. Le praticien doit s'en remettre à lui-même pour actualiser ses connaissances, et les servitudes de son métier contrarient bien souvent cet effort. La nécessité d'un enseignement postuniversitaire obligatoire et de haut niveau est universellement admise. Mais, là encore, l'Université est singulièrement défaillante, préférant les débats théoriques aux discussions pratiques. Son désintérêt pour la formation continue des médecins laisse toute liberté d'action aux industries pharmaceutiques. Non seulement l'enseignement est insuffisant, mais il risque d'être court-circuité par la propagande industrielle, ce qui augmenterait la consommation de médicaments.

L'amélioration de la formation professionnelle des médecins entraînerait à l'évidence des économies substantielles. Comment peut-on admettre que les quelque 400 milliards de francs consacrés annuellement à la santé des Français (402,9 milliards en 1986) soient dépensés sur les indications de médecins auxquels on ne reconnaît pas une formation parfaite ? La longueur des études de médecine donne une grande inertie à l'effet de modifications pédagogiques ; il faudra plusieurs années avant d'en percevoir les effets. Pourquoi tarder encore pour réformer l'enseignement médical ? L'assainissement budgétaire de la santé demande d'excellents praticiens, donc l'amélioration des universités médicales.

Les généralistes représentent 60 % du corps médical français, et les spécialistes 40 %. Ces derniers sont davantage pris au sérieux que les premiers : leur formation a été parachevée dans des centres sérieux, selon des schémas qui se répètent de place en place. Des diplômes attestent leurs qualifications. La Sécurité sociale reconnaît leur valeur en leur accordant des honoraires élevés. Par opposition, les généralistes font figure de médecins au rabais, dépourvus de formation spécifique et donc moins instruits que les précédents. Il n'est pas surprenant que les médecins parvenus au terme de leurs études soient nombreux à vouloir acquérir une spécialité, et que les malades fassent davantage confiance à ceux-ci qu'à des généralistes pressés et de moindre compétence.

Or, les médecins spécialistes coûtent plus cher à la société que les médecins généralistes. Marqués par leurs études dans des services de pointe, ils s'efforcent, au lit de leurs malades, de revivre leur passé universitaire. La compréhension de la maladie leur importe autant que la perfection de la thérapeutique. Des consultations de spécialistes engendrent de nouvelles consultations spécialisées et les cabinets de spécialistes sont souvent de simples vestibules de l'hôpital universitaire auprès duquel un dernier avis est sollicité. Cette multiplication des actes médicaux ne fait faire aucun progrès à la médecine car les investigations ou les traitements d'épreuve sont habituellement entrepris par principe et indépendamment de toute problématique réelle de recherche.

Le généraliste, au contraire, prend entièrement en charge le malade et la maladie et identifie toute son action à la réussite de son traitement. A condition que son diagnostic soit précis, aidé d'un minimum d'examens, et que ses ordonnances soient parfaitement appropriées aux désordres de la maladie, la médecine du généraliste est peu coûteuse.

Le Danemark a si bien compris l'inégalité du coût de ces deux médecines que le remboursement d'une consultation de spécialiste est plus faible lorsque celle-ci a été donnée en première intention que lorsqu'elle a été demandée par un généraliste.

L'inversion de ce courant dépensier dépend de mesures précises. Une formation de médecine générale doit être mise en place avec autant de vigueur et de lustre que celle de la médecine de spécialité. Des efforts particuliers d'enseignement postuniversitaire doivent être entrepris à l'égard de la médecine générale. Une autre manière de revaloriser la position des généralistes est de faire admettre à l'assurance maladie que leurs prestations soient dignement remboursées. « Absurde cause de dépenses supplémentaires », ne manqueront pas de dire les gestionnaires conventionnels de la Sécurité sociale ! « Pas du tout, peut-on leur rétorquer, car les médecins instruits, qui gèrent avec pondération le budget de la santé, méritent une grande considération dans la nation. »

La médecine française, telle qu'elle est organisée aujourd'hui, n'est pas assez développée dans ses activités d'épidémiologie et de prévention. La santé des Français n'est pas identique d'une région à l'autre de l'Hexagone. La fréquence des cancers, par exemple, est plus forte en Alsace et en Normandie qu'ailleurs, et les maladies cardiaques sont plus sévères dans le Nord que dans le Sud[3]. Ces différences prolongent en quelque sorte à l'intérieur des frontières les différences de morbidité et de santé que l'on observe d'un pays à un autre. En Écosse, par exemple, les maladies artérielles sont plus fréquentes et plus graves que dans les autres régions de la Grande-Bretagne ; en Finlande, ces mêmes maladies artérielles sont encore plus sévères et plus répandues ; au Japon, l'hypertension artérielle est essentiellement une maladie du Nord de l'archipel ; il en est de même pour le cancer de l'estomac. La médecine géographique fait entrevoir certains mécanismes, innés ou acquis, impliqués dans le développement des maladies. Les différences précédemment mentionnées relèvent ainsi surtout des facteurs environnementaux : les excès alimentaires de sel et de graisses sont néfastes pour les artères, et ceux d'alcool favorisent certains cancers de l'appareil digestif. Des mesures de prévention en découlent, qui ont déjà fait leur preuve au Japon et en Finlande. Or, l'épidémiologie française est encore très imparfaite. Les différences régionales, mises à part celles qui ont été mentionnées plus haut, sont très imparfaitement établies. Aucune institution ne permet d'accéder aux jumeaux, contrairement à la majorité des pays anglo-saxons, ce qui contrarie beaucoup les études des maladies multifactorielles, innées et acquises. La médecine des enfants adoptés, qui permet de faire si bien la part entre l'inné et l'acquis par comparaison avec celle des enfants naturels, est inexistante.

Les médecins de demain seront trop nombreux, à moins qu'on ne leur confie de nouvelles tâches de soins qu'ils ne pressentent pas, dont par exemple l'épidémiologie et la prévention.

3. A. Minkowski, *Sauver la santé*, Paris, J.-C. Lattès, 1985, p. 43.

Des études épidémiologiques internationales ont déjà prouvé leur efficacité. Certains facteurs déclenchant des cancers sont en particulier déjà si bien connus que des règles pratiques de prévention peuvent être dictées.

Le programme européen d'action contre le cancer, qui a été lancé en 1986, propose ainsi des actions de dépistage et de prévention que l'on sait déjà efficaces. Si les Françaises et les Français adoptaient l'habitude des examens réguliers des organes de la digestion et de la reproduction, s'ils réduisaient leur consommation d'alcool et de tabac, s'ils étaient soumis annuellement à des examens de dépistage spécifique, deux tiers de leurs cancers pourraient être prévenus ou guéris. Soit 80 000 à 90 000 par an. Le manque d'attention porté à ces chiffres est affligeant. Particulièrement quand on songe aux misères des cancers évolués, quand on mesure aussi l'importance de leur coût, l'un des plus élevés de la thérapeutique contemporaine. Le personnel médical pouvant exercer ce dépistage fait défaut : les médecins ont opté pour une pratique individuelle, « à l'acte », mais il faut reconnaître qu'aucune autre ne leur a été proposée. Ne conviendrait-il pas d'employer certains d'entre eux à des entreprises collectives, la prévention du cancer par exemple ? La création d'un corps de médecins épidémiologistes ou de médecins ayant la charge du dépistage précoce des grandes causes de morbidité et de mortalité expose évidemment l'État (ou la Sécurité sociale) à des charges salariales supplémentaires, et nombreux sont ceux qui dénoncent cette suggestion comme déraisonnable dans une période où l'austérité est de règle. Pourtant, les avantages sont évidents : éliminer l'accroissement de la consommation médicale par la prolifération des médecins opérant « à l'acte », assurer des économies substantielles à partir des succès thérapeutiques issus du diagnostic précoce, et contribuer à remédier aux disparités régionales de santé.

La pratique semi-libérale de la médecine, qui a été adoptée en France, s'accommode mal des gestes systématiques et rigoureux du dépistage et de la prévention. La multiplication des médecins, menaçant d'aggraver les défauts de cette pratique, donne l'occasion inattendue de remédier à ses insuffisances.

12. Changements à l'hôpital

Près de la moitié du budget de la santé est consacrée à l'hôpital, et la progression des dépenses y a été particulièrement vive depuis une quinzaine d'années, devançant nettement celle des soins ambulatoires. L'hôpital est ainsi vite devenu la cible d'élection des économistes et des dirigeants, d'autant plus qu'il est aisé de lui appliquer des mesures de rationnement. En 1979, on déclare pour la première fois que les dépenses hospitalières ont atteint leur maximum. En 1985, un « budget global » est donné à l'hôpital, calculé *a priori* et non plus au vu des dépenses, rendant la contention budgétaire pleinement efficace. La progression des dépenses hospitalières qui était de 9,3 % (en volume) de 1970 à 1975, de 8,6 % entre 1975 et 1980, n'a été que de 3,3 % en 1985[1]. Les financiers sont satisfaits de leur œuvre. Quelques dirigeants politiques disent vouloir persévérer. Personne n'imagine un débridement. La commission des Comptes de la santé prévoit que la croissance des dépenses hospitalières françaises sera contenue entre 0 % et 2,5 %.

L'hôpital public fait les frais de la crise. Des restrictions majeures y ont été décidées tandis que le secteur libéral est épargné, son fonctionnement se prêtant mal aux régulations. L'involution de l'hôpital public compromet son adaptation aux progrès scientifiques et techniques. L'hôpital peau de chagrin menace d'abord la qualité des soins. On peut redouter également que le secteur public ne se vide au profit du secteur privé, par un

---

1. B. Majnoni d'Intignano, J.-C. Stephan, *Hippocrate et les Médecins*, Paris, Calmann-Lévy, 1983.

phénomène de refus de la contrainte. La contention exclusive du secteur public pourrait ainsi être à terme une cause paradoxale et imprévue de dépenses. En outre, l'amplification secondaire du secteur privé pourrait induire une certaine inégalité sociale, une « médecine à deux vitesses » que les Français récusent.

La contention du budget des hôpitaux publics est une mesure administrative qui a été imposée de l' « extérieur », sans que soient examinées les conditions réelles du fonctionnement hospitalier. La politique et l'administration l'ont emporté sur la médecine, et l'empirisme est vaincu par la théorie. Il en est de la médecine hospitalière comme de la médecine praticienne. Une réforme ne sera vraiment efficace que si elle prend en compte les problèmes réels de santé et l'état de la médecine. Les décisions de restrictions budgétaires concernant l'hospitalisation publique doivent être amendées par des révisions internes de son organisation. Ici encore, le réajustement doit être « intérieur » avant d'être « extérieur ». Des objectifs médicaux et scientifiques clairement définis doivent guider la restructuration de la médecine hospitalière française. Les gains de rendement qui en dépendent devraient garantir la pérennité d'une médecine de qualité et de haute technicité.

La mise en ordre qui s'impose se heurte à de sérieuses difficultés. La vocation de l'hôpital est en effet complexe parce qu'elle est double : l'assistance sociale et l'innovation technique de pointe. Par ailleurs, les hôpitaux ont été souvent édifiés sous l'influence de pressions politiques, sans tenir compte des besoins réels de santé. La géographie hospitalière actuelle est capricieuse, contrariant la gestion des soins sur l'ensemble du territoire national. Enfin l'organisation des hôpitaux français est faite selon trois principes entièrement différents selon que l'hôpital est « public », « privé non lucratif », ou « lucratif ».

La vocation des hôpitaux n'est pas toujours très claire. Les établissements « privés non lucratifs » ont tendance à traiter des maladies courantes de gravité moyenne, tandis que les hôpitaux du secteur public, et particulièrement les centres universitaires, se consacrent beaucoup aux soins d'affections sévères qui requièrent une technologie avancée. En fait, cette distinction est moins tranchée que naguère. Le secteur libéral, s'accroissant, a exercé une médecine plus complexe, et le secteur public continue par tradition de répondre à des demandes très diversifiées. Les hôpitaux publics ont été en quelque sorte placés à mi-distance entre deux objectifs contradictoires, laissés en place par l'équipotence des forces adverses. La plupart sont à la fois des concentrés de technologie luxueuse et des refuges sommaires. Le plus grand nombre d'entre eux est ouvert en permanence à tout appel, même aux alertes imaginaires, et quelques-uns ne sont concernés que par des pathologies rares et compliquées. Cette confusion procède de l'histoire particulière de la médecine, qui fut longtemps une œuvre de charité, et qui, aussitôt qu'elle est devenue science, a été sujette à des accélérations considérables et rapidement répétées. Elle traduit aussi, et peut-être surtout, l'indécision, l'inorganisation et souvent la passion des décideurs.

Il faudra beaucoup de temps et de nombreux efforts pour adapter clairement les hôpitaux publics à des missions spécifiques, pour faire en sorte que les malades (et les médecins) fassent clairement la part entre un centre d'urgences, un centre de soins courants, et un centre de haute technologie. Mais une tentative de hiérarchisation peut être discutée dès maintenant : elle est source d'économie, améliore les soins, et répond aux exigences de la médecine contemporaine.

L'hétérogénéité des hôpitaux pénalise nécessairement leur gestion. Il est très difficile, voire impossible, d'épargner pour mettre en place une haute technologie s'il faut en même temps faire face à des à-coups imprévus de misères, d'accidents ou d'épidémies. Elle est également cause de difficultés aggravant l'état des malades et donc sanctionnées par une majoration de coût. Qui ne connaît les difficultés de reconnaissance d'un service adapté à telle ou telle pathologie ? Ou les errances et les redondances médicales au sein d'un même centre hospitalo-universitaire ?

Cette imprécision comporte des conséquences majeures dans

certaines maladies justiciables de traitements rapides. Le pronostic de l'infarctus du myocarde paraît nettement amélioré par l'infusion précoce de produits thrombolytiques, mise en place le plus rapidement possible après l'apparition des signes cliniques, de la douleur cardiaque. De l'amélioration du tableau clinique, d'une moindre gravité, dépendent évidemment une réduction de la durée de l'hospitalisation, donc de son coût. Or les procédés de ramassage et de convoiement des patients atteints de crises cardiaques sont exécutés sans plan spécifique, sans véritablement tenir compte du gain de santé et d'argent qui en dépendent. Plusieurs heures en moyenne séparent encore le début clinique de la maladie et le premier traitement spécifique. Le retard tient à de nombreux éléments où dominent l'insuffisance d'information des patients et la nonchalance des secours. Mais le manque de fléchage, particulièrement à Paris, a aussi une responsabilité essentielle. L'implantation des centres de réanimation cardiologique est méconnue du public et des systèmes d'assistance. Elle n'est pas diffuse et homogène dans l'agglomération de manière à compenser la circulation automobile. La mise en place des soins cardiologiques d'urgence n'a été fonction que de la volonté des responsables médicaux et des administratifs locaux. Aucune référence à la situation sanitaire globale n'a été faite lors des décisions finales.

La géographie de l'implantation nationale des hôpitaux est aussi hétéroclite que l'a été leur conception. La carte de France a été découpée en secteurs sanitaires en 1970. La loi a prévu que chaque région dote ses petites villes d'hôpitaux généraux n'ayant d'autre but que la médecine, la chirurgie générale et l'obstétrique. La haute technologie est laissée aux centres hospitalo-universitaires mis en place dans des villes importantes. Ces objectifs rationnels ont été souvent bouleversés par la fièvre qui préside à l'élaboration d'un hôpital. Le prestige qui s'y attache et les emplois qu'elle crée ont exercé des séductions irrépressibles. Nombre d'hôpitaux ont été suréquipés, particulièrement dans les agglomérations de moyenne importance. Des centres universitaires ont été édifiés à faible distance l'un de l'autre par simple fierté régionale. La carte sanitaire raisonnable du législateur a été mise en pièces par des volontés politiques ou des enthousiasmes inappropriés à l'état sanitaire réel de la population. Les exemples de laxisme abondent : un ministre de la Santé n'a pas hésité à relancer le projet d'un hôpital universitaire dans sa ville d'Aubervilliers (la banlieue parisienne) en même temps qu'il dénonçait les difficultés budgétaires de la santé[2] ; on inaugure prochainement à Paris un nouvel hôpital pour enfants, alors que la désaffection des services équipés de pédiatrie est patente ; des lits restent vides dans de nombreux hôpitaux parisiens, mais on annonce pour 1992 la construction d'un hôpital « géant » dans le XVe arrondissement, avec 35 000 mètres carrés et 700 lits[3] ; on annonce victorieusement que trois grands hôpitaux parisiens (Henri-Mondor, Beaujon et Cochin) seront enfin dotés en 1987 d'installations d'imagerie par résonance magnétique nucléaire[4], mais de telles installations existent déjà dans des cités moyennement développées (Haguenau, Béziers, Perpignan, entre autres) et dans des cliniques privées, à Sarcelles et Saint-Laurent-du-Var[5]. Une inégalité comparable de l'équipement médical est observée dans la plupart des pays industrialisés. La distribution des lits hospitaliers par millier d'habitants varie de 2,8 à 11 en France ; elle oscille de 5,4 à 0,9 au Canada et de 9 à 3,7 aux États-Unis[6]. Des écarts injustifiés concernent en outre la dotation de personnel infirmier qui a été accordée aux différents hôpitaux ; dans les établissements hospitaliers de 1 000 à 2 000 lits, l'écart peut être de 1 à 2,5 pour le personnel administratif[7].

L'évolution de la médecine dans les hôpitaux publics est fonction du degré d'innovation, de la disponibilité des ressources nécessaires à son application et de la compétition qui peut opposer

---

2. J.-C. Sournia, *L'Utopie de la santé*, Paris, Flammarion, 1984, p. 155.

3. *Le Parisien*, 19 décembre 1986.

4. *Le Quotidien du médecin*, 12 décembre 1986.

5. *Le Quotidien du médecin*, 22 août 1986.

6. J. de Kervasdoué, J. Kimberly et V. Rodwin, « La santé rationnée ? », *Economica*, Paris, 1981, p. 34.

7. W. Butler, *14e Journée d'économie médicale de Necker* (sous presse).

le secteur public et le secteur libéral. Une telle situation multiparamétrique se prête mal à la prévision. Néanmoins, les tentatives faites dans ce sens aboutissent aux mêmes conclusions. La première est que les actes médicaux de haute technologie continueront à être préférentiellement accomplis dans l'hôpital universitaire où sont concentrées les compétences nécessaires. La seconde est que le secteur libéral aura tendance à prendre la place de l'hôpital public pour les soins intermédiaires ; ce mouvement étant dû à la conjonction des restrictions budgétaires préférentielles sur l'hôpital public et à la qualité de gestion du secteur privé. La troisième conclusion est que le traitement des démunis sera préférentiellement assuré par le secteur public pour la simple raison que le secteur privé n'y tient guère.

L'hôpital public va ainsi évoluer vers un certain dualisme, superposable à celui que l'on prévoit pour la société du XXIe siècle, avec « un monde du travail hyperactif, professionnel à l'extrême, bien rémunéré, et un monde des exclus et des pauvres qui ne cesse de grossir et de se replier sur lui-même dans le renoncement ou l'aggressivité[8] ».

L'équilibrage budgétaire de l'hôpital dépend de l'attention qui va être donnée à l'évolution de l'activité médicale. Le développement des nouvelles orientations de la médecine réclame une mise à plat et un profond renouvellement des structures, tandis que la prise en charge des malheureux, continuation de la mission d'assistance, ne demande que des ajustements.

Considérons d'abord le développement de la médecine de pointe. Ses tendances évolutives sont parfaitement connues dès aujourd'hui : moins de lits « de séjour » et plus de consultations, de soins « de jour », c'est-à-dire de journées sans nuits ; un « plateau technique » (examens de laboratoire, imagerie) très performant ; une domination absolue des médecins spécialistes sur les médecins généralistes (contrairement à ce que l'on peut espérer en pratique extra-hospitalière) ; une organisation faite non plus autour d'une pathologie d'organe comme cela se fait encore aujourd'hui,

---

8. B. Majnoni d'Intignano, « Quel CHU de Paris au début du XXIe siècle ? », *Rapport de la direction du plan de l'Assistance publique*, avril 1987.

mais autour d'une entité morbide ou d'un acte thérapeutique. Les unités fonctionnelles hospitalières de demain seront antiSIDA, anti-cancer, antidiabète, anti-athérosclérose, ou des centres de greffes d'organes ou de médecine prédictive. Elles se construisent en fonction de la complémentarité de leurs membres, de l'association, entre autres, de biologistes moléculaires, immunologues, virologues et pharmacologues.

La réussite de la médecine de pointe conditionne la survie de l'hôpital universitaire et la pérennité des progrès. On prévoit sans difficulté ce qui ne manquerait d'arriver si cette médecine de haut vol était défectueuse. L'hôpital public, aux finances contrôlées et étriquées, retournant entièrement à sa mission d'assistance, deviendrait un dépotoir de morbidité. La poursuite d'un exercice médical hautement qualifié s'avère une mesure indispensable pour éviter la dichotomie entre une médecine de pauvres (à l'hôpital public) et une médecine de gens aisés (dans le secteur libéral). On conçoit enfin sans mal l'amoindrissement culturel qui résulterait de toute diminution de cette activité médicale de pointe.

Les conditions de succès de cette médecine sont claires dès maintenant. Elle doit être accessible (aux malades et à leurs médecins traitants), rapide (donc informatisée), adaptée à chaque malade tout en suivant ses directives générales, et rapidement renouvelée. La gestion, largement décentralisée.

Quelques embryons de telles formations existent, épars dans le parc hospitalier français. Les activités anticancéreuses, de transplantation, de traitement endoluminal des artères coronaires, fonctionnent sans que l'intérêt de leur promotion soit pleinement senti, sans souci d'optimisation et de rentabilisation. Transformer cette organisation déliée en structure compacte devrait être une des premières préoccupations des administrations hospitalières. Les dépenses inhérentes à cette opération pourraient être progressivement réparées par les économies de gestion produites par la réorganisation de la médecine avancée. On peut aussi concevoir que des gains puissent être acquis par certains services offerts à la médecine extra-hospitalière française et étrangère, conseils en stratégie thérapeutique par exemple, ou banques de données, ou téléconférences.

Les restructurations, les réorganisations susceptibles de dégager des gains de productivité, peuvent être recherchées à tous les niveaux de la médecine hospitalière publique. La médecine de soins courants est aussi concernée que la médecine de haute technicité. L'épargne est nécessaire dans tous les secteurs.

La première mesure concerne l'adéquation du nombre de lits aux besoins de santé. L'occupation des lits n'a cessé de décliner au cours des dernières années, et les hôpitaux n'ont cessé de réduire leurs lits disponibles. Mais cette tendance peut être à nouveau soutenue. Les hôpitaux psychiatriques, en partie vidés par la chimiothérapie, peuvent en particulier subir des restrictions importantes qui ne nuisent aucunement aux besoins de santé. Les nombreux infirmiers et infirmières, libérés des asiles désaffectés, pourraient être d'une utilité considérable dans les centres hospitaliers restés actifs.

En fait, c'est au niveau du fonctionnement quotidien de chaque hôpital qu'il convient surtout d'agir. Il est nécessaire de rationaliser les dépenses pour dégager les gains de productivité permettant d'investir dans l'innovation et de hiérarchiser les activités hospitalières pour en faciliter la gestion. On peut simplifier l'administration et en réduire les dépenses. Il est aussi facile de repérer les causes de dépenses injustifiées et de tenter d'y remédier ; de comprendre, par exemple, pourquoi l'hôpital détient la primauté de l'absentéisme, et de mettre en place les conditions pratiques qui permettront aux agents techniques de se remettre au travail. L'absentéisme de l'hôpital est au premier rang de la fonction publique, plus fort que celui des PTT ; l'Inspection des finances a estimé que pour la période de 1978 à 1984 l'absentéisme équivalait à une perte d'environ 10 000 agents ; en 1986, on a compté 1 230 786 jours d'absence dans la totalité des hôpitaux parisiens, ce qui représente plus de 21 jours d'absence par agent [9].

---

9. Communication de la direction de l'hôpital Necker.

Il est assez simple de concevoir que la gestion de l'hôpital public doit être conduite à l'avenir comme celle d'une entreprise. Ce qui veut dire que l'hôpital « a un budget, doit équilibrer ses comptes, tirer le meilleur parti des moyens dont il dispose, que la productivité est un des maîtres mots de la gestion hospitalière comme de toute gestion. Cela n'enlève rien à sa mission en tant qu'hôpital [10] ». Pour atteindre cet objectif, il importe de diminuer la tutelle de l'État, de donner à l'hôpital la liberté de définir les solutions efficaces et de faire en sorte que les directeurs d'hôpitaux deviennent plus gestionnaires qu'administrateurs. Un rapport récent sur la planification hospitalière recommande que l'enseignement de l'École de santé publique soit modifié à cet effet [11].

Le comportement des administrateurs et des gestionnaires est peut-être plus facilement améliorable que celui des médecins. Cependant, une rationalisation des soins doit accompagner l'optimisation administrative. C'est là peut-être que se situe la difficulté maximale : les médecins ont été habitués à tant de liberté et de puissance qu'il ne leur est pas facile d'accepter la soumission et le contrôle.

Les premières techniques d'évaluation des soins sont nées aux États-Unis en 1965. Une loi votée en 1972 *(Professional Standard Review Organization)* indique la nécessité de s'assurer que les soins donnés aux malades pris en charge par les services de l'État « sont médicalement nécessaires et de qualité », et correspondent aux normes déterminées par l'ensemble de la communauté médicale et ce, à un coût raisonnable. La pratique de la médecine doit être évaluée de manière critique, à la fois sur le plan de la médecine et aussi sur le plan budgétaire. Cette démarche critique, à laquelle les médecins participent pleinement comme le patient et sa famille, réunit la science et l'économie [12].

De nombreuses économies dépendent de l'évaluation des soins qui n'est encore qu'à ses débuts en France. La pratique médicale

---

10. J. Choussat, « L'Assistance publique est une entreprise », *Le Concours médical,* 1986, 108 (39), p. 3337-3341.
11. *Le Panorama du médecin,* 23 octobre 1986.
12. *Ibid.,* 25 novembre 1986 ; et *Impact médecin,* 22 novembre 1986.

187

dans les hôpitaux a été souvent contaminée par la surconsommation. Les prescriptions de médicaments, d'examens biologiques et d'explorations radiologiques paraissent souvent excessives et choisies indépendamment de l'état clinique. En corrigeant de tels abus, on arriverait à des économies considérables.

Les anesthésistes de l'hôpital Rothschild de Paris ont démontré que, sur 4 000 patients, on pouvait réduire de deux tiers les examens demandés systématiquement avant l'anesthésie sans que le malade en souffre. Un hôpital général alsacien a démontré qu'il était possible de fixer des normes d'efficacité et d'économie dans une politique préventive de la prématurité. Dans un service de chirurgie vasculaire à l'hôpital Henri-Mondor à Créteil, le rendement de l'activité médicale a été considérablement amélioré après une autocritique. Cette pratique progresse, puisque 51 audits ont déjà été réalisés dans les grands hôpitaux parisiens, mais d'énormes gains supplémentaires de productivité peuvent être encore réalisés [13].

13. *L'Unité*, nº 669, 28 novembre 1986.

13. Retouches
de l'assurance maladie

Diminuer les dépenses de santé doit être l'objectif prioritaire. Mais où diriger les économies ?

La compétition entre le secteur public et le secteur libéral de la médecine devient de plus en plus vive. Ce dernier est stimulé par des forces médicales et économiques. Médicales, dans la mesure où les innovations de plus en plus vite codifiées diffusent sans difficulté dans la pratique routinière. Économiques, car la rentabilité du secteur privé soulève l'intérêt catalyseur d'investisseurs, de gérants et de financiers.

Face à lui, l'hôpital public reste contraint par un budget prédéterminé. Les efforts particuliers d'économie devraient donc désormais porter en priorité sur le secteur expansible de la médecine, le secteur libéral. Les hommes politiques ne souhaitent pas toucher à ce secteur qui suscite des réactions peu maîtrisables. Mais un équilibre du budget de l'assurance maladie ne sera à l'évidence jamais atteint si l'on ne s'oppose pas à cette menace que constitue la médecine extra-hospitalière. L'ajustement du prix des produits pharmaceutiques à leur efficacité thérapeutique, envisagé précédemment, est indispensable mais insuffisant ; les dépenses pharmaceutiques ne représentent en effet que quelque 12 % des dépenses de l'assurance maladie. L'amélioration de la formation professionnelle des médecins, nécessaire à la pondération des prescriptions, ne sera acquise qu'en plusieurs années. Or des économies s'imposent dès maintenant.

Comment stabiliser et désactiver rapidement le secteur privé dit

non lucratif, couvert par un remboursement « au prix de journée »
(pour les 75 000 lits de soins des cliniques et les 32 000 médecins
qui y sont attachés), ou par un remboursement « à l'acte » (concernant quelque 200 millions de francs) ?

Peut-on parvenir à un résultat durable sans s'attaquer à l'organisation de l'assurance maladie, en connaissant d'emblée l'étroitesse
de la marge de manœuvre ?

Le progrès engendre l'oubli. Les générations présentes ont
perdu le souvenir de certaines pathologies défuntes qui eurent
pourtant en leur temps une expression tapageuse, tétanos et poliomyélite par exemple. Elles sont aussi sans mémoire des désarrois
de toute nature, pécuniaires, familiaux et professionnels, que sus-
citait presque immanquablement la maladie. On ne sait plus que la
vie humaine n'a pas beaucoup compté au cours des siècles passés,
dominés par l'ignorance, l'égoïsme et la belligérance. On ignore
l'époque, pourtant proche de la nôtre, où le confort et la réussite
de la vie dépendaient de la naissance, de l'argent et de la chance,
d'un coup de roulette intouchable. L'indigence devant la maladie a
disparu comme les épidémies.

La détresse inhérente à la maladie a été pourtant si forte que ce
sont les États, du moins en Europe, qui ont pris la charge de la
protection sociale et médicale de leurs citoyens. Le harassement
des conflits et la naissance de la thérapeutique contribuèrent, il y a
40 ans, à cette entreprise. Du jour au lendemain, chaque individu,
quelles que soient ses ressources financières personnelles, fut protégé de la misère physique et de la misère sociale. Malade, il pouvait bénéficier des meilleurs soins que l'on puisse donner à son
époque. Il pouvait perdre l'angoisse du dénuement. La Sécurité
sociale, qui a permis cette métamorphose de la condition humaine,
est la réalisation la plus glorieuse de notre civilisation. Elle est le
premier gage de reconnaissance concrète des droits de l'homme, et
de la valeur d'une vie humaine.

L'admiration et la reconnaissance que suscite l'action de la

Sécurité sociale s'effritent pourtant quelque peu aujourd'hui. L'institution est victime de sa propre croissance. Son déficit de trésorerie a toujours été et reste inférieur à 1-1,5 % de son budget, mais l'avenir reste préoccupant avec l'augmentation continue des dépenses médicales, les nouvelles charges de la vieillesse et les énormes difficultés sociales et économiques conjoncturelles. Une remise en ordre s'impose, faute de quoi des perturbations sociales, au retentissement imprévisible et peut-être énorme, sont à craindre à court terme, dans la prochaine décennie. Mais on ne se défait pas facilement d'une organisation si attendue, si morale et si efficace que la Sécurité sociale.

Les cotisations des employeurs et des assurés, l'État pour une faible part, remplissent la vaste caisse de la Sécurité sociale. Plus de 1 000 milliards de francs (1 060 milliards en 1985) y sont versés annuellement, soit le tiers des revenus des Français. Ces revenus fabuleux, qui atteignent ceux de l'État, sont dépensés en totalité : les frais de vieillesse (de retraites) se montent (en 1985) à 466 milliards, les dépenses de santé atteignent 351 milliards (en 1985) et 403 milliards (en 1986), et les aides aux familles (sous forme d'allocations) consomment 123 milliards ; auxquels s'ajoutent 82 milliards de dépenses de gestion et 48 milliards d'action sanitaire et sociale.

L'imminence d'une crise aiguë de trésorerie est annoncée par la conjonction de deux tendances déséquilibrantes et par l'importance des sommes en jeu. Les recettes ont tendance à baisser : la population française active, qui cotise, n'augmente pas ; les cotisations actuelles ne peuvent être majorées (les Français leur consacrent déjà le tiers de leurs revenus) ; le chômage, enfin, limite les ressources (le chômeur ne cotise pas) et augmente les dépenses : ainsi 2 milliards de francs sont dépensés en aides diverses, pour 100 000 chômeurs, et les recettes diminuent de 6,5 milliards de francs [1]. Les charges de la Sécurité sociale ne cessent de croître. La progression du coût de la santé et de la population âgée expliquent le trou de la trésorerie et la nécessité de recourir à des recettes

---

1. *Le Point*, 7 octobre 1985.

complémentaires, impôt supplémentaire et spécifique en 1982 et 1986, augmentation de la cotisation à l'assurance vieillesse en 1986.

L'alourdissement du climat économique contre-indique la répétition de ces pratiques de ponction supplémentaire. L'aide aux persones âgées ne saurait être diminuée (les retraites, bien qu'améliorées au cours des dernières années, ont diminué de pouvoir d'achat l'an dernier[2]).

L'équilibrage du budget de la Sécurité sociale ne peut venir que de la gestion de la santé, du rationnement des coûts. Mesure terrible, car il faut la prendre dans un climat d'expansion médicale et de perfectionnement technique onéreux. Mesure indispensable, néanmoins, parce qu'en dépend sans doute une bonne part du bonheur des hommes et de l'organisation sociale.

Deux modèles extrêmes de sociétés sont parfois pris pour trouver la mesure des solutions. On peut d'un côté donner une préférence à un système centralisateur et étatique, parce qu'il semble à même de freiner l'emballement du système médical en diminuant l'offre. L'organisation britannique (et, depuis peu, l'italienne) répond à cette conception ; l'édification de l'appareil de santé est entièrement soumise à la volonté du gouvernement qui coupe les dépenses comme il l'entend. Le succès du rationnement est évident : le système national de santé britannique n'absorbe que 6 % de la production, alors qu'il représente en France 8,3 à 9,3 % du produit intérieur brut. Mais la pratique britannique est assombrie par de nombreux inconvénients qui sont des conséquences directes de la contention budgétaire. Les hôpitaux anglais sont sous-équipés (en moyens de dialyse, par exemple, ce qui empêche de dialyser les citoyens âgés de plus de 55 ans) ; les attentes pour des soins peu urgents sont longues. Un secteur privé, totalement libéral, compense les insuffisances de l'hôpital public : la rapidité, le confort et l'efficacité deviennent en Angleterre des qualités négociables, et la médecine se trouve dédoublée en une médecine de riches et une médecine de pauvres. Les Fran-

---

2. *Ibid.*, 7 octobre 1985.

çais, qui en majorité rejettent les contraintes et les inconvénients du service national de santé britannique, n'ont pas réalisé que le fonctionnement de leurs hôpitaux, depuis l'instauration de la technique « du budget global » en 1983, suit des principes très comparables à ceux du Royaume-Uni.

La privatisation, selon les théories libérales, serait une réponse de choix aux tendances inflationnistes de la médecine. Il ne peut être question d'augmenter les cotisations de l'assurance maladie qui, diminuant l'épargne de l'investissement, aggravent le chômage et l'inflation. La solution passe par un renforcement de l'organisation et du rendement de l'appareil de santé, que seule la privatisation de l'assurance pourrait apporter ; les citoyens doivent avoir le choix entre une assurance de santé privée et une assurance publique (la Sécurité sociale). Sous-entendu, la première étant moins onéreuse que la seconde, espérons qu'elle aura davantage d'adeptes.

L'exemple américain n'a pas tenté les réformateurs. Aux Etats-Unis, le financement de la médecine dépend essentiellement de l'assurance privée. Or, le coût de la médecine y est le plus élevé au monde, 1 520 dollars par habitant (en 1983), alors qu'il n'est que de 975 en France et 570 en Grande-Bretagne. Trois fois plus cher aux États-Unis qu'au Royaume-Uni, alors que la mortalité infantile est environ deux fois plus élevée en Amérique du Nord qu'en Europe et que près du dixième de la population américaine (la plus pauvre), mise à l'écart de la médecine, a un taux de mortalité deux fois supérieur à celui de la moyenne des pays industrialisés. La privatisation américaine fut une cause flagrante d'inégalité sociale et n'a aucunement limité l'inflation. Le transfert des recettes d'assurance de santé d'une caisse publique à des caisses privées a augmenté, et non réduit, les dépenses médicales. L'économie due à la gestion, qui ne peut pas pour autant être négligée, est dérisoire par rapport aux dépenses qui résultent de l'accroissement de la demande de soins.

L'équilibre des comptes de la santé ne dépend donc pas tant de réformes structurales que de changements pratiques d'attitudes devant la maladie concernant le prescripteur et son patient.

Conserver l'organisation générale de la Sécurité sociale n'implique pas pour autant une politique de *statu quo*. Il ne sert à rien de maquiller les difficultés de trésorerie, ou de proposer des changements anodins et superficiels, comme le font quelques dirigeants que le mouvement inquiète. Avec, chaque année, 1,5 % de recettes en moins et 2,5 % de dépenses en plus, l'urgence d'une réorganisation s'impose. Des solutions doivent être dégagées pour faire face à des difficultés immédiates et prochaines en raison de la pérennité des facteurs de déséquilibre.

Le déficit budgétaire presse. Un déficit annuel de quelques dizaines de milliards de francs paraît inévitable. Il faut tout faire pour que la remise à l'équilibre se fasse sans nuire au développement du progrès médical. Il faut conserver la méthode du « budget global » qui limite efficacement les dépenses de l'hôpital public, mais éviter de comprimer encore plus ce poste budgétaire pour combler le déficit. Un grand risque de récession technologique dépendrait d'une nouvelle amputation d'un domaine déjà rationné. La stratégie d'épargne urgente ne peut concerner que le secteur libéral de la médecine.

Toute réforme de l'assurance maladie ne garantissant pas l'égalité des soins à chaque citoyen est rejetée par la majorité des Français. On ne rétablit pas un équilibre financier en accablant les plus défavorisés. Toute introduction de « Sécurité sociale à deux vitesses » serait un recul par rapport à l'idéologie même de la Sécurité sociale. Il ne peut être question de démanteler les fondements de la plus belle entreprise de solidarité humaine. La seule possibilité accordée au réformateur est de supprimer l'inutile, d'améliorer le rendement, bref d'éradiquer les mécanismes de gâchis qui coûtent cher sans améliorer les indicateurs de morbidité et de mortalité.

La médecine extra-hospitalière aboutit à trop de consultations, trop d'examens biologiques, trop de prescriptions médicamenteuses. Une rationalisation de la trésorerie de l'assurance maladie implique de se désintéresser des *actes médicaux qui n'améliorent pas la santé de façon objective.* Deux mesures d'exécution simples et rapidement applicables le permettent : *suppression du remboursement des produits pharmaceutiques dépourvus d'activité thérapeutique réelle et adaptation du remboursement de toute activité médicale à la gravité de la maladie qu'elle prétend combattre.*

L'épurement pharmaceutique, qui a commencé il y a une dizaine d'années, est loin d'être terminé. En 1982, 15 % des 8 800 présentations admises dans les pharmacies françaises ont été considérées comme remboursées à l'excès par l'assurance maladie[3]. En 1986, le gouvernement annonce que 2 000 spécialités supplémentaires vont subir le même sort : des produits pharmaceutiques, naguère remboursés à 100 % de leur prix de vente, ne le seront qu'à 70 % ; d'autres, remboursés à 70 %, ne le seront plus qu'à 40 %. Le montant de ce plan d'économie s'élève à 10,3 milliards de francs[4], donc approximativement au tiers de l'estimation du déficit annuel de l'assurance maladie. Un surcroît d'épargne important peut être réalisé. Pourquoi maintenir un taux de remboursement à 40 % ? Un médicament peut-il être actif à moitié ? Rembourser entièrement un médicament actif et utile et se désintéresser des produits incertains paraît une politique plus saine.

La progression des dépenses de médecine ambulatoire, de 6 à 10 % par an, est à peine inférieure à celle des dépenses hospitalières. La consommation médicale moyenne a doublé au cours des 10 dernières années. Le nombre de médecins augmente régulièrement, comme leurs visites et consultations, et leurs prescriptions. L'arrêt de travail pour maladie, qui était de 6 jours par an en 1960, atteint 17 jours en 1983. En 1984, les médecins généralistes français ont été consultés 204 millions de fois. Ils se sont déplacés au domicile de leurs malades dans près d'un tiers des cas. Il est vrai qu'une consultation à domicile ne coûte au patient, après remboursement, que 12 francs de plus que s'il se rend au cabinet du médecin[5].

---

3. P. Meyer, *La Révolution des médicaments*, p. 101.
4. *Le Matin*, 17 octobre 1986.
5. G. Abitbol, « Déclin de la médecine libérale ? », *Commentaire 1986-1987*, n° 36, p. 653-663.

Les effets de cette activité de soins considérable ne sont pas clairs. La médecine de ville prend sans doute en charge, et à moindre coût, des malades qui étaient naguère traités à l'hôpital. Mais sa prolifération n'est pas uniquement fonction de la pathologie organique. La société, débarrassée de nombreuses contraintes matérielles par les progrès techniques, place désormais la santé en tête des préoccupations. L'aide médicale est sollicitée pour des préoccupations morales ou physiques qui étaient naguère ignorées ou dominées par les malades. Les médecins, devenus complaisants par nécessité, répondent aux appels, activent la demande de soins en prescrivant systématiquement examens et remèdes. « Plus de la moitié des ordonnances comportent trois médicaments et plus. Et 20 % des ordonnances signées au cours de visites à domicile prescrivent plus de cinq médicaments. Or, d'après les experts en pharmacologie, à partir de trois médicaments pour un même patient, la probabilité d'une thérapeutique inefficace, voire dangereuse, s'élève considérablement [6]. » Des fraudes, des conduites aberrantes et malhonnêtes, sont inévitables dans un tel emballement : 2 300 médecins libéraux (sur près de 90 000) ont été amenés en 1984 à expliquer leurs excès devant les instances de contrôle [7]. L'assurance maladie n'a plus les moyens de payer gaspillage et malhonnêteté.

La solution ne s'impose-t-elle pas d'elle-même ? Le désordre et l'irresponsabilité doivent céder le pas à la raison : il faut cesser de financer l'inutile, consacrer la totalité des ressources disponibles au seul but pour lequel elles sont levées, la santé. L'administration de l'assurance maladie a établi depuis longtemps une liste de 25 maladies longues et onéreuses dont le coût est entièrement à la charge de l'assurance. Une extension de la pratique du *remboursement adapté à la nature de la pathologie* pourrait être la clef d'une normalisation du budget de l'assurance maladie. L'« acte » médical, la « journée » d'hospitalisation sont remplacés par un nouveau critère : le diagnostic de la maladie. Le coût de la consultation ou de l'hospitalisation en clinique varie selon la gravité de la

6. *Le Point,* 7 octobre 1985.
7. G. Abitbol, *op. cit.*

196

maladie. Le remboursement est limité à la pathologie organique, définie par une liste de maladies. En dehors de cette pathologie officielle pour les honoraires médicaux, les actes, les prescriptions, qui concernent des maux indéfinissables, la liberté est complète.

Cette tarification du remboursement par le diagnostic concernait plus les classes sociales aisées que les classes pauvres, car la consommation médicale est nettement plus forte chez les premières que chez les secondes. « Les cadres supérieurs dépensent trois fois plus que les exploitants agricoles ; les artisans et les commerçants, deux fois plus que les ouvriers et 50 % de plus que les employés. Non seulement ils vont chez les spécialistes, mais chez les spécialistes les plus coûteux[8]. » En outre, pour maintenir une forte solidarité, on peut concevoir que les plus défavorisés de la société (personnes âgées, chômeurs ou salariés en dessous du « minimum vital ») et les enfants échappent aux nouvelles modalités de remboursements.

Le remboursement de tout type d'acte à l'hôpital public empêcherait enfin que la rigueur de gestion limite l'offre médicale.

Une liberté totale d'honoraires, jusque-là réservée à une frange marginale de « non-conventionnés », a été proposée en 1980 aux médecins français. Plus de 85 % ont repoussé cette offre, « préférant le parapluie d'une médecine aux tarifs strictement encadrés qui leur assure des avantages sociaux et une clientèle aux dépenses largement subventionnées[9] ». La crainte de la concurrence, de l'esprit de marché, sera peut-être l'obstacle le plus sérieux de la réforme qui est proposée ici. Il est plus facile de convaincre le public que les médecins.

En 1979, S. Nora et J.-C. Naouri, dans leur rapport sur les dépenses de santé en France, suggéraient de privatiser tous les soins dispensés par la médecine de ville (36 % des dépenses de santé)[10]. L'inspiration de cette disposition procède d'une analyse assez conforme à celle qui vient d'être faite. Son avantage tient à ce que l'élaboration de la liste des maladies remboursables, techni-

---

8. *Le Monde*, 17 juillet 1986.
9. S. Nora et J.-C. Naouri, *op. cit.*
10. *Ibid.*

quement difficile à réaliser, n'est pas envisagée. Son inconvénient est de faire de la consultation hospitalière le seul recours offert aux individus démunis et d'engendrer des « effets de seuil » qui créent un sentiment d'injustice.

Les dépenses, enfin, sont majorées par la complexité de l'organisation de la protection médicale et sociale française. La prétention de la Sécurité sociale est grande, avec une très large couverture des risques sociaux : en sus du remboursement des frais médicaux, pharmaceutiques, biologiques et hospitaliers, comptent aussi pour beaucoup les versements d'indemnités pour maladies et maternités, rentes d'invalidité, accidents du travail et décès. Compte également le versement des pensions de retraite et des allocations familiales. Un clavier de protection si étendu complique naturellement la gestion et rend délicate l'analyse des divers postes de dépenses.

A cette complexité intentionnelle s'ajoute de plus une complexité institutionnelle aussi dispendieuse.

Un régime « général » de la Sécurité sociale avait été souhaité lors de sa fondation en 1945 pour mettre fin à la pluralité des organisations d'assistance de l'avant-guerre. Le particularisme et l'individualisme des groupes sociaux ainsi que le corporatisme des professions se sont opposés à ce dessein. La persistance de quatre grands groupes de régimes en a résulté. En sus du régime général des salariés de l'industrie et du commerce et ses trois branches — maladie, vieillesse et famille —, interviennent les régimes suivants. Tout d'abord le régime des non-salariés non agricoles, commun aux artisans, aux commerçants et aux industriels, mais composé de différentes organisations propres à chaque type de profession ; les régimes spéciaux de salariés, dont les principaux sont les fonctionnaires, les agents de collectivités locales, les cheminots, la RATP, les mineurs, les marins, les clercs de notaire, l'EDF, la Banque de France, etc. ; le régime agricole enfin, géré par la Mutualité sociale agricole, comprenant le budget des exploitants agricoles et celui des salariés agricoles, dont les comptes sont intégrés dans ceux du régime général des salariés (qui compense d'ailleurs intégralement son déficit). Le budget global de la Sécurité sociale atteint 1 000 milliards de francs. Le régime général emploie 15 000 agents. La caisse nationale contrôle 16 caisses régionales, et 129 caisses primaires règlent les prestations en métropole. La géographie des caisses ne correspond pas aux départements. « On a dû tenir compte en 1946 des susceptibilités et des caprices locaux : l'Ardèche a deux caisses primaires qui ne sont pas surchargées de travail, alors que le Rhône et les Bouches-du-Rhône n'en ont qu'une[11]. » La composition des conseils d'administration des caisses prête à de nombreuses polémiques. En 1946, la majorité y a été donnée aux organisations syndicales. En 1967, on a créé une parité entre salariés et employeurs. En 1982, une loi a donné la majorité à une représentation des syndicats auxquels adhèrent seulement 20 % des assurés sociaux. La bureaucratisation extrême de la Sécurité sociale diminue son rendement financier.

11. J.-C. Sournia, *op. cit.*, p. 194.

QUATRIÈME PARTIE

VICTOIRES MÉDICALES

14. Prospectives

La recherche en général, la recherche médicale surtout, qui a été longue à faire ses preuves, est rentable. Les dirigeants politiques, pour lesquels seul compte l'immédiat, tendent à la prendre pour un luxe inutile, pour un jeu incertain. Le petit nombre des chercheurs productifs et l'effervescence contestataire des laboratoires (venant parfois de ceux qui ne découvrent rien), sont des prétextes au doute. Le soutien de la recherche fondamentale non finalisée répugne souvent à des gestionnaires avides de « retombées » pratiques immédiates.

Cette défiance est contagieuse. Des sociologues mettent les activités de recherche au rang des activités contre-productrices, consommant de nombreuses ressources et rapportant peu. Le public s'interroge.

Les résultats de la recherche, pourtant, n'ont jamais été aussi perceptibles. Une enquête américaine récente montre que les découvertes les plus ésotériques trouvent si rapidement leurs champs d'applications qu'elles ont entraîné la moitié du progrès des 10 dernières années [1]. La médecine quotidienne est bousculée par l'innovation au point que plusieurs gestes d'un praticien de notre temps n'ont plus grand rapport avec ceux d'un praticien de la dernière décennie. L'exploration « sanglante » du corps humain appartient au passé, et la thérapeutique est bousculée par des innovations chimiques et galéniques. Une accélération spectaculaire

---

1. J. H. Comroe, R. D. Dripps, « Scientific basis for the support of biomedical science », *Science*, 1976, n° 192, p. 105-111.

des progrès concerne toutes les disciplines. Les grandes dates de l'histoire de la médecine des artères, par exemple, furent autrefois régulièrement séparées d'une centaine d'années. Harvey décrit la circulation sanguine en 1628, Hales mesure la pression du sang artériel en 1733, Riva-Rocci analyse les maladies de la pression artérielle en 1891, et les premiers médicaments anti-hypertenseurs apparaissent vers 1950. Depuis une trentaine d'années, ce rythme a été multiplié par 100. Il n'est pas d'année qui ne compte une découverte majeure concernant un mécanisme morbide ou un médicament. Quelques mois seulement ont séparé l'analyse chimique d'une hormone cardiaque[2] du clonage de son gène, de sa production par génie génétique et de sa préparation en aérosols à des fins thérapeutiques.

L'accélération du progrès est liée à la multiplication des chercheurs, à la complémentarité des découvertes, à la facilité et la rapidité de diffusion de l'information, à la pénétration des sciences de base dans le monde vivant. Les lois de la transmission héréditaire sont découvertes en 1866 (Mendel), le rôle des chromosomes précisé en 1932 (Morgan), les gènes reconnus en 1941 (Beadle et Tatum), les enzymes de restriction décrites en 1965 (Arber). En 1977, il n'existait qu'une sonde du génome humain. 1 000 à 2 000 gènes humains sont repérés aujourd'hui. Plus de 200 gènes humains ont été clonés.

La recherche clinique succède rapidement, sans transition, à la recherche fondamentale qui l'imprègne tout entière. L'inventeur est pratiquement en prise directe avec la vie quotidienne.

Les exemples des chapitres suivants montrent l'importance des dernières découvertes médicales et des bouleversements qu'elles ont induits dans la vie humaine. La perspective d'améliorations thérapeutiques décisives à l'égard de maladies mortelles permet en particulier de pressentir l'imminence d'un nouvel accroissement de la durée moyenne de la vie humaine. Mais la recherche biologique et médicale a un autre impact, tout aussi remarquable. En découvrant de nouvelles thérapeutiques, on réduit à long terme le

---

2. ANF *(Actrial natriuretic factor)* : hormone peptidique capable de dilater les artères et d'augmenter la diurèse.

coût de la médecine : la rapidité et l'efficacité des soins réduisent considérablement les dépenses de santé. La recherche est un régulateur puissant, souvent oublié, de l'économie de la santé.

L'importance de l'économie est proportionnelle à la qualité de la maîtrise thérapeutique. Les infirmités et les séquelles tolérées, puisqu'elles évitent la mort, sont douloureuses et dispendieuses. Il en est de même des prothèses et des appareillages chroniques ; « l'ordre cannibale » de J. Attali, c'est-à-dire l'ordre des prothèses[3], est un désordre économique. La chirurgie orthopédique est souvent prolongée d'une rééducation fonctionnelle coûteuse. La chirurgie cardiaque comporte le risque de changements d'appareils de suppléance. Le traitement des insuffisants rénaux par dialyse coûte 400 000 francs par an et par malade, soit annuellement 5,5 milliards de francs.

Les exemples de guérisons radicales, sources d'économies majeures, sont heureusement déjà nombreux. En pathologie infectieuse, la prévention par vaccination a réussi à abaisser le coût de la médecine à un niveau infime. Les deux maladies les plus invalidantes, dont les séquelles exigeaient une réadaptation compliquée, la poliomyélite et le tétanos, sont enrayées à peu de frais par des vaccins coûtant chacun moins de 100 francs. On conçoit l'économie financière qui résultera de la découverte d'un vaccin anti SIDA ou d'une médication neutralisant le virus de cette maladie. La charge financière du SIDA est en effet particulièrement lourde, dépassant de 20 % au moins celle des autres maladies infectieuses. 10 à 20 millions de francs ont été consacrés au SIDA en 1986. On prévoit pour les 5 prochaines années que la dépense sera comprise entre 600 000 millions et 1,8 milliard de francs. Certains experts parient pour quelque 15-20 milliards de francs. Les drames de la tuberculose sont enfouis dans notre mémoire. Les échecs thérapeutiques, les souffrances morales et physiques, le coût des sanatoriums et de la chirurgie mémonaire sont bien lointains. Quelques comprimés d'antibiotiques remplacent des mois d'immobilisation et des soins mobilisant une armée médicale. Quelques dizaines de

3. J. Attali, *L'Ordre cannibale*, Paris, Grasset, 1979.

francs suffisent à acquérir des antibiotiques, alors que des souscriptions nationales ont pu être nécessaires à l'équipement des « montagnes magiques ». Le coût de la thérapeutique s'est effondré sous l'effet du progrès scientifique.

Les bêtabloquants comptent parmi les thérapeutiques les plus réussies. Ils corrigent l'hypertension artérielle et réduisent la mortalité de l'infarctus du myocarde. Ils sont également efficaces dans le glaucome. L'hypertension artérielle, qui atteint 10 à 15 % des populations occidentales, était une maladie très grave il y a 20 ans ; aucune médication n'en venait réellement à bout, et une hospitalisation douloureuse était pratiquement inéluctable chez chaque patient. Les bêtabloquants ont transformé cette triste situation, s'avérant capables à eux seuls, et sans effets secondaires, d'abaisser la pression artérielle d'un malade sur deux. L'économie qui en a résulté n'est pas connue avec exactitude, mais on imagine son importance. L'intérêt financier des bêtabloquants a été précisé dans leurs autres indications thérapeutiques. Les bêtabloquants diminuent significativement la gravité d'une récidive d'infarctus du myocarde. Selon une enquête américaine récente, ces produits diminuent la mortalité d'un second infarctus du myocarde dans 27,5 % des cas (et sauveraient ainsi une dizaine de milliers d'Américains par an). L'économie des soins due aux bêtabloquants a atteint, selon l'enquête, 4 000 à 7 500 dollars par an et par malade. En ce qui concerne le traitement chronique du glaucome, les bénéfices sont également considérables : 313,8 à 340 millions de dollars par an sur l'ensemble de la population américaine[4].

Pendant longtemps, l'administration des hôpitaux de Paris ne s'est guère préoccupée des progrès de l'évolution de la médecine. Le pilotage des changements se faisait de la base, c'est-à-dire des médecins, et l'administration suivait complaisamment leurs indications. Depuis quelques années, la rapidité des progrès scientifi-

4. V. Andrieu, « Études américaines sur des analyses coût-bénéfice et coût-efficacité du médicament », *L'Européen*, mai-juin 1985, p. 11-16.

ques, le coût des nouvelles technologies et les difficultés budgétaires tendent à inverser le courant, multipliant les procédures d'évaluation et de programmation médicales au sein même de la grande maison régissant l'activité des hôpitaux de la capitale. Un comité de réflexion, délivré de l'immédiat, a pour tâche d'essayer de prévoir ce que sera l'hôpital public à l'orée du troisième millénaire.

Les prévisions émanant de structures officielles sont par définition sujettes à l'erreur. L'illustre Club de Rome, qui rassemble les meilleurs économistes mondiaux, n'avait pas imaginé que le pétrole serait une source critique d'énergie, et aucun rapport du commissariat au Plan n'avait prévu l'explosion d'une crise étudiante en 1968. Mais la réussite et l'utilité de quelques prédictions incitent à poursuivre ce genre d'exercice. Pour S. Nora, il faut être conscient « que la pratique prospective à long terme est utile à condition d'admettre que cette prospective ne sert pas à prévoir l'avenir, mais à prendre conscience du présent et à essayer de mesurer ce que ce présent comporte de susceptible de conditionner l'avenir[5] ». Le groupe de prospective de l'Assistance publique veut préciser ses conclusions avec scrupule. Des biologistes, des médecins et des chirurgiens, sélectionnés parmi les plus compétents des hôpitaux parisiens, sont convoqués, entendus. Leur langage est identique ; leurs conclusions similaires : la médecine est sur le point d'être transformée par des découvertes extraordinaires ; l'hôpital de demain n'aura plus grand rapport avec celui que nous connaissons ; la médecine, par une forte maîtrise thérapeutique, aura fait naître la grande vieillesse. Le verdict, le pronostic de ces spécialistes conforte dans des domaines très variés les perspectives médicales exposées dans les chapitres précédents[6].

5. S. Nora, cité par D. Jolly, « Quel CHU de Paris au début du XXIe siècle ? », *Rapport de la direction du plan de l'Assistance publique*, 9 avril 1987.

6. La réunion du « groupe Prospective 2 000 » organisée par la direction du plan de l'Assistance publique à laquelle il est fait allusion ici s'est tenue le mardi 25 novembre 1986.

Le pédiatre : « Les maladies des enfants seront de plus en plus réduites aux " maladies incompressibles, héréditaires et congénitales ". La prévention des fléaux sociaux et la disparition des maladies infectieuses sont responsables de cette évolution. Aux maladies de la naissance s'ajouteront les maladies graves, communément mortelles aujourd'hui, qu'on saura traiter dans 20 ans. Des maladies virales, des cancers surtout. La pédiatrie spécialisée s'affirmera de plus en plus, avec peut-être, dans certains domaines, intégration de lits d'enfants et d'adultes autour d'un même objectif. La haute technologie à l'hôpital s'affirmera surtout à l'encontre des anomalies de naissance : on traitera les gènes plus que leurs conséquences tissulaires. La pédiatrie générale sera réduite à l'hôpital à un centre de diagnostic, un hôpital de jour. La pédiatrie générale, extra-hospitalière, se partagera entre des soins courants et des tâches de prévention, de dépistage et de correction de " facteurs de risque " qui assainiront beaucoup le budget de la santé. »

Le généticien : « Je parie que le génome humain sera déchiffré dans ses grandes lignes avant la fin du siècle, que la cartographie des 100 000 gènes humains répartis sur les 23 paires de chromosomes sera complètement dressée. Les gènes exprimant des entités morbides définies (des maladies monogéniques) seront recherchés en routine, dans des centres de diagnostic prénatal, sur des amniocytes à la 10ᵉ semaine de la vie fœtale, ou mieux sur des trophoblastes à la 10ᵉ semaine. Une révolution extraordinaire s'accomplit sous nos yeux. Plus de 200 gènes humains sont déjà clonés et des " sondes " reconnaissent en 1986 les gènes de 4 maladies monogéniques. Il n'y a qu'à extrapoler la courbe de ces succès pour deviner ce que sera la médecine prédictive dans quelque 15 années. La découverte des gènes anticancéreux, c'est-à-dire des gènes dont l'absence favorise l'apparition de tumeurs (des oncogènes négatifs ou anti-oncogènes), ouvre des perspectives extraordinaires. De la génétique moléculaire dépendront encore bien d'autres succès. Des traitements inédits résulteront de la compréhension des étapes en aval des gènes, dont la perturbation induit la maladie. La génothérapie somatique sera en route. Il est temps que les hôpitaux se préparent à de telles mutations. »

Le cancérologue : « Les mécanismes de l'expression des gènes oncogènes seront largement connus en l'an 2 000. Les progrès thérapeutiques qui en dépendent ne seront peut-être pas accomplis, mais seront alors bien proches. La biologie moléculaire permettant de reconnaître les différents gènes oncogènes changera radicalement le diagnostic du cancer. Il n'y a pas " un " cancer, mais plusieurs variétés de cancers qui relèvent sans doute de stratégies thérapeutiques différentes. Les résultats d'ensemble des traitements anticancéreux seront nettement supérieurs à ce qu'ils sont aujourd'hui. La chimiothérapie, à laquelle s'ajoutera l'utilisation de produits naturels (comme l'interleukine), sera codifiée dans les centres anticancéreux aussitôt le diagnostic porté. La cancérologie échappera complètement aux médecins généralistes. Il n'y a pas d'avenir pour la médecine interne. Le recours à une cancérologie surspécialisée est un gage d'efficacité et d'économie, car il met à l'abri des gestes inutiles. On peut prévoir que les centres anticancéreux compteront beaucoup dans l'hôpital de demain. Dans l'hôpital public, sûrement. Dans l'hôpital privé ? Cela est moins certain. »

L'immunologue : « L'immunologie est une discipline horizontale concernant tous les chapitres de la médecine. L'auto-immunité est responsable des maladies neurologiques (sclérose en plaques, encéphalites), d'hépatites, de plus de 99 % des diabètes insulino-dépendants, de certaines cardiopathies. Les déficits immunitaires acquis, dont le meilleur exemple est le SIDA, mieux reconnus, peuvent augmenter de fréquence. Les déficits immunitaires induits par la chimiothérapie anticancéreuse, prendront une place de plus en plus importante. Grâce au perfectionnement des médications anti-immunitaires et à une simplification de la classification du " soi " par la biologie moléculaire, les transplantations vont prendre de plus en plus de place dans les années qui viennent, avec un succès presque constant. Cyclosporine ou antibiotiques voisins et anticorps monoclonaux seront les principales médications s'opposant au rejet. L'immuno-suppression spécifique naîtra vers l'an 2 000. Ainsi que la réparation des dégâts secondaires à certaines réactions immunitaires bien définies : de l'acide désoxyribonucléique dans le lupus, de la protéine basique dans la sclérose en plaques. En l'an 2 000, les médecins généralistes seront devenus incapables d'appréhender ces problèmes. Ils joueront probablement le rôle d'indicateurs, dépêchant la pathologie immunitaire vers quelques grands centres hautement spécialisés. »

Le cardiologue : « Les maladies cardiaques proprement dites seront en voie d'extinction en l'an 2 000, principalement parce que les chirurgiens sauront repérer et réparer les malformations cardiaques chez le fœtus. Les seules cardiopathies résiduelles seront les myocardiopathies primitives. L'infarctus du myocarde deviendra la préoccupation majeure des cardiologues avec des résultats thérapeutiques insoupçonnés de nos jours. L'exploration des artères coronaires sera entièrement réalisable par voie non invasive. De nouveaux médicaments, des thrombolytiques, pourront être administrés sans risques très précocement, au domicile même du malade, grâce à une meilleure adaptation des services d'urgence. Les plaques d'athérosclérose, causes d'infarctus, pourront être cassées par des rayons laser, sans la moindre effusion sanguine. On ne peut assurer que la chirurgie des artères coronaires sera révolue, mais son recours aura considérablement diminué. »

Le spécialiste des artères : « La situation sera encore meilleure que les cardiologues ne l'estiment car ils continuent de négliger les innombrables découvertes fondamentales qui vont transformer très vite la pathologie artérielle. L'individualisation des facteurs de croissance, la connaissance de l'intervention des cellules sanguines dans les lésions artérielles, sont des étapes décisives. Des innovations thérapeutiques fulgurantes doivent en dépendre, si ces découvertes sont bien perçues des pharmacologues et des industriels du médicament. »

Le pneumologue : « Ma spécialité est déjà morte aujourd'hui. La tuberculose pulmonaire, naguère préoccupation essentielle, a disparu. Les bronchites chroniques, qui l'ont remplacée, sont à leur tour raréfiées par l'amélioration de l'environnement. L'asthme augmente en fréquence mais diminue en gravité, et des médicaments de plus en plus actifs sont régulièrement mis au point. La pneumologie de l'an 2 000 sera limitée aux cancers et à la pathologie infectieuse. On peut prévoir que le nombre annuel de cancers des bronches, 20 000 par an en France, doublera d'ici là. La cancérologie pulmonaire suivra l'évolution de la cancérologie générale telle qu'elle vient d'être dessinée : elle sera réglementée par les cancérologues. La pneumologie de l'an 2 000 sera finalement réduite aux infections pulmonaires qui augmenteront de fréquence en raison de la propagation de virus apparentés au SIDA et du grand nombre d'interventions immunodépressives préparant les transplantations. Ces infections peuvent être naturellement traitées dans les centres d'immunologie auxquels il vient d'être brillamment fait allusion. »

Le biologiste du développement : « Il y aura multiplication des centres de diagnostic prénatal et des centres de FIVETE. Les accouchements se feront par voie naturelle, comme aujourd'hui. »

Le gérontologue : « Il n'est pas dans mon intention de rappeler une fois encore les bouleversements démographiques résultant de l'activité de nos prédécesseurs. Les indices du vieillissement de notre population sont à la une de tous les journaux. Ce que je veux souligner est que le vieillissement tend à mieux se faire qu'on ne pouvait le penser, que le malheur de la vieillesse tend à se concentrer sur une plage de temps plus limitée qu'autrefois. On vieillit plus lentement et avec moins d'ennuis, sans doute à cause des modifications de notre environnement, certainement parce que des attitudes de prévention ont été adoptées à l'âge adulte, évitant les catastrophes du soir. Fumer moins, consommer peu de graisses, avoir une activité physique modérée, entretiennent la souplesse des artères[7]. La gériatrie tend ainsi à reculer, à n'être concernée que par les âges extrêmes, au-delà de 85-90 ans, où le risque de perte d'autonomie devient considérable. Les démences, qui frappent 1 sujet sur 5 au-delà de 80 ans, mais qui peuvent survenir plus tôt, constituent la préoccupation essentielle des services de soins. Mais il s'avérera sans doute bientôt que la démence d'Alzheimer n'est pas un témoin d'involution, mais une maladie à expression tardive, ce qui permet de concevoir qu'elle puisse être curable. Les services d'hospitalisation de longue durée seront donc moins nombreux qu'on ne le craint. Les hôpitaux gériatriques " de jour ", ceux où l'on ne passe qu'un jour, doivent être au contraire multipliés ; ils assurent des gains de santé et soulagent l'attention des familles. Avec une telle restructuration hospitalière, avec quelque coopération entre vieillards " forts " et vieillards " faibles ", avec un peu d'attention familiale (qui est d'ailleurs assez grande dans la région parisienne), avec quelques progrès thérapeutiques, les vieillards du troisième millénaire n'auront pas trop à se plaindre. »

Jamais sans doute une prédiction n'aura été à ce point en passe de se réaliser. Les sages ont été entendus sur plusieurs points : un remarquable gain de santé et de longévité est prévisible à court terme ; le vieillissement sera tout à la fois allongé, retardé et allégé ; les hôpitaux, moins utiles, deviendront des centres techniques de plus en plus pointus. Ils ont convaincu les administrateurs que cette évolution n'est pas si lointaine qu'ils ne puissent la connaître avec leurs âges actuels de 45-55 ans. Ils les ont aussi persuadés du bienfait économique de la recherche ; qui douterait

---

7. Se reporter à J. W. Rowe et R. L. Kahn, « Human aging : usual and successful », *Science*, 1987, 237, p. 143-149.

de l'importance de l'épargne résultant de l'amélioration de la vieillesse et de la raréfaction des hospitalisations ?

Descartes avait raison d'écrire que « s'il est possible de trouver quelque moyen qui rende communément les hommes plus habiles et plus sages qu'il n'ont été jusques ici, je crois que c'est dans la médecine qu'on doit le chercher[8] ».

Les progrès les plus exceptionnels de la biologie et de la médecine concernent les grandes maladies mortelles de notre siècle, la sclérose artérielle et le cancer. Demain la mort de 2 individus sur 3 sera retardée ou enrayée.

8. R. Descartes, *Discours de la méthode.*

15. La sclérose artérielle

La maladie artérielle :
des artères « en tuyau de pipe ».

L'angine de poitrine, l'infarctus du myocarde, l'attaque cérébrale, et l'artérite des membres inférieurs ne sont pas des maladies distinctes, comme peut le faire penser la diversité de leurs symptômes. Ces divers tableaux cliniques expriment en réalité une maladie unique.

Il s'agit d'une maladie des artères, rigidifiant de façon segmentaire la paroi artérielle et favorisant son encrassement par l'infiltration de certains éléments du sang, des cellules et des graisses. D'où le nom d'*athérosclérose* qui lui a été donné, très suggestif de la nature de la lésion [1], mais n'avertissant pas de la diversité symptomatique ; celle-ci ne dépend évidemment que de la situation de la plaque de sclérose sur l'arbre artériel.

La longueur de l'arbre artériel est estimée à une cinquantaine de kilomètres chez un adulte. Les lésions d'athérome surviennent surtout sur les artères de gros calibre. Si elles affectent les artères nourricières du cœur (les artères coronaires), les « attaques » cardiaques peuvent être redoutées. Si elles siègent sur les artères allant au cerveau, des « attaques » cérébrales avec leur contexte de mort et d'infirmité sont à craindre. Si, enfin, les lésions athéromateuses affectent les artères des jambes, des douleurs à la marche,

---

1. Le mot grec *athara* signifie bouillie.

voire de la gangrène, peuvent survenir. Le polymorphisme clinique de l'athérosclérose a longtemps divisé les médecins en autant de spécialistes qu'il y a de territoires artériels. La reconnaissance de l'unicité de la maladie sous-jacente tend désormais à les réunir. L'interrogation des chercheurs se porte maintenant sur l'essentiel.

Reconnaître que la circulation du sang s'accomplit en une boucle fermée n'était pas suffisant pour William Harvey. Il lui fallait aussi, en médecin complet, découvrir la pathologie après avoir compris la physiologie. Dans une lettre à Jean Riolan, le médecin français qui refusait avec fiel de reconnaître ses découvertes, Harvey donne en 1649 l'un des premiers comptes rendus détaillés de l'athérosclérose. « J'ai vu, écrivait-il, sur le cadavre d'un homme de haute naissance, une portion de l'aorte descendante avec les deux artères crurales converties en un os creux ayant une palme de longueur[2]. » Un autre médecin anglais, Crell, en 1757, publie une note au titre évocateur : « *De arteria coronaria instar assis indurata observatio.* » William Hunter, dans une leçon de 1750, montre l'intérêt de la prise de pouls pour percevoir l'état de souplesse des artères : « *The hard and soft pulse depends upon the motion of the Heart and upon the Tensness or Laxity of the Coats of the Artery... »*, et décrit les lésions anatomiques de l'athérosclérose : « *The Arteries are liable to Ossification, this disorder arise's from, or the internal Membrane which at first thicken's, then grow's spongy, by degress grow's grisly and lastly ossifie's, then extend's to the external Coats, Ossification of an Artery, do's not depend upon Age, but in a great measure constitutional[3]. »* En 1772, William Heberden, enfin, rapporte à leur cause les douleurs cardiaques de l'angine de poitrine, la sclérose des artères coronaires.

Les recherches françaises sont en retard sur les anglaises à cause des désordres politiques intérieurs, comme cela fut fréquent dans l'histoire. C'est seulement en 1806 que Corvisart, médecin de Napoléon Ier, publie un essai sur les maladies du cœur et des gros

2. M. Bariéty et C. Coury, *Histoire de la médecine*, Paris, Fayard, 1963, p. 501.
3. H. A. Snellen, *History of cardiology*, Rotterdam, Donker, 1984, p. 25-50.

vaisseaux, dans lequel il évoque les conséquences des obstructions artérielles. 25 ans plus tard, le lien est clairement établi par un vétérinaire, Henri-Marie Bouley, qui, en autopsiant une jument atteinte de boiterie, découvre une obstruction des deux artères irriguant les membres postérieurs. En 1858, Jean-Martin Charcot décrit un cas identique chez l'homme : un peintre en bâtiment de 54 ans souffre de la jambe et de la cuisse droite après un quart d'heure de marche ; l'homme meurt peu après ; l'autopsie révèle une obstruction de l'artère iliaque droite[4].

Deux siècles furent donc nécessaires pour observer que les parois des artères peuvent s'épaissir et s'indurer avec l'âge et que leur lumière peut être rétrécie au point de perturber la circulation d'aval.

Lorsque l'athérosclérose siège dans les artères du cou et de la tête qui irriguent le cerveau, une « attaque d'apoplexie » résulte d'une obstruction complète, tandis que des déficits neurologiques partiels compliquent une occlusion partielle. Un accident neurologique mineur peut être prémonitoire d'une extension ou d'une aggravation dramatique, ainsi que l'avaient déjà noté les médecins pharaoniens. Sur la tombe du ministre Oushptah, au service de la Ve dynastie, une inscription rappelle la clinique de l'accident artériel, prodrome de la tragédie : « Sa Majesté s'aperçut que Oushptah n'écoutait plus ce qu'Elle disait[5]. »

Lorsque l'obstruction affecte les artères nourricières du cœur, les artères coronaires, des douleurs cardiaques (l'angine de poitrine) apparaissent lors de l'effort ou au repos. Dans ce dernier cas, on peut redouter un infarctus du myocarde, c'est-à-dire la destruction d'un fragment de la paroi contractile du cœur. L'un des tout premiers livres de médecine, le papyrus Ebers, écrit également par des sages du delta du Nil, insiste déjà sur la gravité de ces accidents : « Si tu examines un malade de l'estomac [entendons : du cœur], souffrant de douleurs dans le bras, dans sa poitrine et d'un côté de l'estomac, dis : la mort le menace[6]. »

4. A. Deloche et P. Gorny, *Au cœur de vos artères*, Paris, Denoël, 1985, p. 27.
5. Fournier-Bégniez, « Médecine des Égyptiens », *Histoire générale de la médecine*, Paris, Albin-Michel, 1, p. 89-128.
6. M. Bariéty et C. Coury, *op. cit.*, p. 55.

Lorsque l'obstruction concerne les artères des jambes, la diminution du débit artériel se fait d'abord ressentir lors de l'exercice, de la marche surtout, qui augmente les besoins sanguins dans les muscles au travail. De la douleur apparaît qui force au repos, et qui réapparaît à chaque reprise de l'effort. Lorsque le rétrécissement artériel est serré au point de diminuer en permanence la circulation, même au repos, de la gangrène peut survenir. Une gangrène étendue conduit à l'amputation.

Les lésions d'athérosclérose sont profondes et difficilement accessibles. Les complications, témoignant de l'insuffisance du débit artériel dans les tissus situés en aval, sont au contraire au premier plan de la clinique. Les premières tentatives thérapeutiques ont ainsi concerné les conséquences de l'athérosclérose, et non sa formation. La plupart des cardiologues se préoccupent encore plus de soigner les infarctus du myocarde que de comprendre pourquoi les artères du cœur s'épaississent et se bouchent. Il est vrai que l'infarctus myocardique, qui est une des complications les plus graves et les plus bruyantes de l'athérosclérose, est devenu souvent curable.

Une obstruction serrée des artères coronaires détermine une symptomatologie méchante — de la douleur, des troubles du rythme, une baisse de la pression artérielle — due à l'insuffisance de vascularisation (et donc d'oxygénation) du cœur. Le pronostic, autrefois très réservé, a été considérablement amélioré par une série de mesures thérapeutiques. D'abord, la surveillance du malade : dans les unités de soins cardiologiques intensifs où tout infarctus doit être conduit le plus rapidement possible, l'activité électrique du cœur, la fréquence du pouls et la pression artérielle sont enregistrées de manière continue pour que la thérapeutique appropriée à chaque complication ne subisse aucun retard. Des antiarythmiques, des médicaments dilatant les artères coronaires (tels que les anticalciques), calmant la douleur, maintenant la pression artérielle à la normale, et diminuant la coagulabilité sanguine, viennent à bout de la plupart des complications. Et si l'infarctus persiste ou s'aggrave, on peut encore recourir à la chirurgie pour corriger le rétrécissement athéromateux de l'artère coronaire.

Le pronostic des infarctus du cerveau a été aussi remarquablement amélioré. Les infarctus étendus, donnant lieu à des perturbations importantes de la conscience, ont bénéficié des soins d'urgence. Les séquelles neurologiques ont été améliorées par des techniques de réapprentissage. Les obstructions des artères du cerveau, tout au moins celles qui sont situées dans le cou, à l'extérieur de la boîte crânienne, peuvent être traitées par la chirurgie.

Plusieurs chiffres témoignent des progrès considérables du traitement des complications de l'athérosclérose. 10 à 15 % des infarctus cardiaques meurent encore au cours des premières semaines suivant leur arrivée à l'hôpital, mais la mortalité globale de l'infarctus du myocarde a baissé de quatre fois en un quart de siècle. La moitié des infarctus cérébraux décède encore au cours du premier mois de l'hospitalisation, mais la mortalité, grâce au traitement de l'hypertension artérielle, un important facteur aggravant comme il est expliqué plus loin, a chuté de 46 % en 15 ans [7].

En même temps que les médecins découvrent les traitements chimiques des complications de l'athérosclérose, les chirurgiens attaquent directement la lésion artérielle. Ils savent l'enlever et rétablir le courant sanguin par suture des deux extrémités artérielles libres. Ils ont aussi appris à laisser en place la lésion d'athérosclérose et à rétablir une circulation satisfaisante par un conduit naturel (une veine superficielle des jambes) ou artificiel, enjambant l'obstacle, faisant selon leur jargon, un « pontage ». Cette chirurgie est délicate. Elle doit être rapide car on ne peut interrompre pendant trop longtemps une circulation artérielle, ce qui est pourtant nécessaire pour suturer l'artère. Les contraintes de la réparation des artères du cœur sont par ailleurs considérables : les battements cardiaques sont arrêtés (pour réaliser la suture) en abaissant la température corporelle à 25°C, la circulation cérébrale est entretenue par une pompe et les sutures des vaisseaux sont faites à la loupe.

La réparation chirurgicale de l'athérosclérose est faite aujourd'hui sur une très large échelle : plus de 100 000 pontages chaque

<hr>

7. P. Gunby *J. Amer. Med. Ass.*, 3 août 1984.

année aux États-Unis, plus de 10 000 en France. La mortalité opératoire est tombée à 3 % et le pontage coronarien prévient les douleurs de poitrine chez 80 % des opérés.

Par ailleurs, un procédé remarquable de réparation non sanglante est étudié depuis quelques années, consistant à se débarrasser de la sclérose de l'intérieur de l'artère. Une sonde munie d'un ballonnet est introduite dans la circulation artérielle jusqu'à ce qu'elle entre en contact avec la plaque d'athérosclérose. Le ballonnet est alors gonflé pour écraser la plaque contre la paroi artérielle saine qui l'entoure. Les indications de cette technique, naguère limitées à des cas bien définis, augmentent beaucoup et sans danger excessif (la probabilité de décès n'est que de 5 à 8 $^0/_{00}$ et celle d'infarctus du myocarde de 3 %). La dilatation luminale artérielle va-t-elle reléguer la chirurgie aux cas les plus graves ? La rapidité des derniers progrès permet de l'espérer.

La conjonction de la chirurgie et de la pharmacologie a déjà, après une vingtaine d'années de mise en œuvre, grandement amélioré le pronostic de l'infarctus du myocarde. La dérivation coronarienne, les « bêtabloquants » qui diminuent le travail du cœur, les « anticalciques » qui dilatent ses artères, et les « fibrinolytiques » qui dissolvent les caillots sanguins, ont fait de l'infarctus un accident dont on peut réchapper ; la vie compense les peines et le coût du traitement.

Mais ces traitements dont on dispose sont ceux des complications et non des mécanismes de l'athérosclérose. Cette maladie n'est accessible à la thérapeutique que lorsque des manifestations cliniques sont présentes, ce qui traduit déjà, en réalité, l'existence de complications. Il faudrait pouvoir la traiter pendant son installation, au moment où elle se constitue. Le traitement de l'athérosclérose encore silencieuse éviterait, nul ne peut en douter, 80 % des morts subites, ces drames de notre temps dont la fréquence ne cesse d'augmenter, et qui emportent déjà, aux États-Unis, un homme chaque minute, environ 450 000 personnes par année.

Les véritables remèdes de l'athérosclérose, ceux qui s'attaquent aux processus impliqués dans la formation des plaques de sclérose artérielle n'ont donc pas encore été découverts. Mais les progrès de nos connaissances sur les mécanismes fondamentaux de la maladie permettent d'affirmer que l'échéance des médications spécifiques n'est pas lointaine. Il n'est pas d'exemple de dissection pathologique aussi fouillée sans mise au point rapide d'agents thérapeutiques corrigeant spécifiquement les dégâts de la maladie. Cet élan thérapeutique pourrait survenir en 1990, estiment des sages de la médecine. Ses conséquences médicales et sociales sont facilement prévisibles [8].

La plaque d'athérome.

Quelle est donc la nature précise de la plaque de sclérose artérielle ? De ce fléau responsable de millions de morts humaines : 200 000 chaque année en France, 1 million d'Américains (la moitié des décès annuels aux États-Unis), dont 740 000 victimes d'athérosclérose des artères cardiaques et 160 000 d'athérosclérose cérébrale.

L'athérosclérose est une infiltration de graisses et de cellules du sang dans la paroi d'une artère. Ses étapes initiales sont segmentaires, généralement localisées à la bifurcation d'un tronc artériel. La « plaque » forme un épaississement linéaire jaunâtre, transversal par rapport au courant sanguin, et occupe un segment de la circonférence artérielle. Les lésions se complètent progressivement en quelques années si aucune mesure préventive ou thérapeutique ne leur est opposée. Les plaques épaississent, saillent dans la

8. M. Salomon, *op. cit.*

lumière artérielle et deviennent fibreuses. Leur induration est due à une multiplication des cellules musculaires lisses de la paroi artérielle et à l'abondance du tissu interstitiel (ou collagène) qui les entoure. L'infiltration graisseuse contribue aussi à l'extension de la plaque ; elle est responsable de sa coloration jaunâtre que l'on perçoit facilement à l'intérieur du conduit artériel.

A ces différentes lésions qui concernent la partie médiane de la paroi artérielle, s'ajoutent des lésions de son versant interne, au contact même du sang. Les cellules internes de l'artère (que l'on dénomme aussi cellules endothéliales) s'écartent les unes des autres, s'aplatissent et disparaissent parfois. La lamelle élastique sous-jacente se rompt de place en place, mettant les cellules musculaires lisses et le tissu interstitiel au contact direct des éléments du sang.

Ces remaniements se traduisent par une ulcération de la plaque fibreuse dans laquelle pénètrent des cellules du sang, des graisses et des dépôts calcaires. Des cellules macrophages et des plaquettes sanguines, les cellules ayant pour fonction d'empêcher les saignements en colmatant les brèches vasculaires, adhèrent aux lésions artérielles. Elles augmentent encore l'épaisseur de la plaque en la développant vers l'intérieur de l'artère. Que des plaquettes supplémentaires adhèrent, s'agrègent, et un obstacle à la circulation du sang se met en place. Une insuffisance de vascularisation du tissu situé en aval de ce rétrécissement artériel en résulte, d'où des signes cliniques.

L'infiltration graisseuse de la lésion artérielle, qui a été reconnue pour la première fois en 1856 par un médecin allemand, Virchow, a dominé les conceptions pathogéniques. Il faut reconnaître que les arguments accusant les graisses ont été très nombreux, tant chez l'animal que chez l'homme. Depuis 1913, grâce à des recherches russes, il est établi qu'un régime riche en cholestérol peut reproduire l'athérosclérose chez l'animal. Chez l'homme, comme de nombreuses études épidémiologiques l'ont démontré, le risque d'athérosclérose s'accroît avec le taux sanguin du cholestérol. Mais les études récentes ont prouvé combien il est excessif de résumer la cause de la lésion à une infiltration des graisses sanguines au sein de la paroi artérielle. L'athérosclérose est le produit de nombreux dérèglements locaux.

L'athérosclérose au microscope.

Une couche de cellules aplaties, les *cellules endothéliales*, constitue la région la plus profonde, la plus interne, de la paroi artérielle, celle qui est au contact du courant sanguin. Le sang ne coagule pas au contact des cellules endothéliales intactes, qui sont en quelque sorte garantes de sa fluidité. Lorsque, au contraire, les cellules endothéliales sont blessées ou malades et qu'elles dégarnissent par endroits le tissu interstitiel sous-jacent (dénommé collagène), un caillot se forme, initié par les plaquettes sanguines. Ces cellules du sang ont pour rôle physiologique spécifique d'arrêter les hémorragies : lorsque la paroi d'une artère est sectionnée, les plaquettes, adhérant au collagène mis à nu par le traumatisme, déclenchent une coagulation qui s'oppose à l'effusion sanguine.

La première lésion d'une plaque d'athérosclérose paraît être une blessure localisée des cellules endothéliales. Des plaquettes se précipitent, provoquant la formation d'un petit caillot, véritablement inapproprié, puisque la paroi de l'artère n'est pas sectionnée. La blessure initiale et le jeu des plaquettes ouvrent la route à d'autres cellules, à d'autres éléments. Des macrophages, cellules spécialisées dans la lutte contre les processus inflammatoires, dans la cicatrisation, pénètrent dans l'épaisseur de la paroi artérielle. D'autres cellules sanguines également. Le plasma sanguin les entoure et imprègne la lésion, et les grosses molécules sanguines — des graisses surtout (du cholestérol) — s'accumulent localement. L'architecture de la paroi artérielle subit de profondes modifications : les macrophages entrent en activité et digèrent les cellules sanguines ; les graisses forment des dépôts rapidement visibles à l'œil nu ; l'assise élastique des cellules endothéliales, bousculée, se rompt. Les cellules musculaires, qui constituent la plus grande partie de l'épaisseur de l'artère, augmentent en taille et en nombre. Elles indurent la paroi artérielle et l'épaississent. Elles perdent progressivement leurs propriétés contractiles et fabriquent les grosses molécules des tissus interstitiels, l'élastine et le collagène. Cette dédifférenciation concourt beaucoup à la rigidification du tissu artériel.

La *plaque* d'athérosclérose s'accroît par la répétition des phénomènes qui viennent d'être décrits, auxquels rien ne s'oppose dans la mesure où la lésion des cellules endothéliales n'a pas été corrigée.

Médiateurs chimiques de l'athérosclérose.

Des substances chimiques élaborées et sécrétées par les cellules de la paroi artérielle et les cellules sanguines sont les véritables responsables des modifications architecturales. Plusieurs d'entre elles ont été caractérisées. Des molécules artificielles qui s'opposent à leur action ont été découvertes. Elles constituent les premiers espoirs de médicaments spécifiques de l'athérosclérose. L'essor de la thérapeutique dépend de la reconnaissance des principaux messagers chimiques impliqués dans la formation des plaques et de la découverte de corps chimiques antagonistes artificiels. On peut parier sur le succès de ces deux entreprises, et donc sur celui des médicaments du futur.

Les plaquettes sanguines sont un réservoir de substances chimiques déclenchant tous les rouages de la coagulation. Certaines d'entre elles paraissent particulièrement agressives à l'encontre de la paroi artérielle. La *sérotonine*, par exemple, a deux actions néfastes. En agissant sur d'autres plaquettes qu'elle agrège les unes aux autres, elle perpétue le processus de coagulation ; ce qui est salutaire lorsque l'artère est rompue, pour s'opposer à l'hémorragie externe, devient nocif lorsque le caillot demeure dans la lumière artérielle ou au sein de l'épaisseur du mur artériel. La sérotonine, par ailleurs, qui dilate les artères lorsque leur couche de cellules endothéliales est intacte, les contracte dans le cas contraire. Cette différence étant due à ce que les cellules endothéliales produisent normalement une substance relaxante dont la sécrétion est activée par la sérotonine. Au contact d'une plaque d'athérosclérose, de l'endothélium artériel lésé, la sérotonine contracte la couche musculaire de la paroi artérielle. Ce qui diminue le calibre de l'artère, déjà réduit par la plaque d'athérome.

Les plaquettes contiennent aussi des *facteurs de croissance.* Ces substances, véritablement cancéreuses, agissant à la manière de facteurs endogènes, sont capables de stimuler la croissance cellulaire. Elles sont responsables de la multiplication des cellules musculaires de la plaque d'athérosclérose.

On conçoit donc tout l'intérêt de médicaments s'opposant à ces messages chimiques des plaquettes. Certains, des antagonistes de la sérotonine par exemple, sont déjà étudiés chez des malades.

Les plaquettes et les cellules de la paroi artérielle produisent également des acides gras particuliers, dénommés *prostaglandines* et *leukotriènes,* aux fonctions multiples, qui semblent aussi impliqués dans la formation des lésions d'athérosclérose. Un acide gras insaturé, l'acide arachidonique, apporté à l'organisme par l'alimentation, est soumis à de nombreuses transformations chimiques. Une enzyme dénommée cyclooxygénase fait apparaître des endoperoxides d'où dérivent les prostaglandines. Deux d'entre elles, le *thromboxane* et la *prostacycline,* qui exercent des effets importants sur les artères et sur les plaquettes, pourraient avoir un grand rôle dans les mécanismes conduisant à l'athérosclérose. Le thromboxane est la prostaglandine plaquettaire qui initie les réactions de la coagulation sanguine et qui complète son action hémostatique en contractant les artères. La prostacycline est élaborée par les cellules de la paroi artérielle ; contrairement à la précédente, elle est anticoagulante et dilatatrice. L'athérosclérose peut donc être provoquée, au moins en partie, par un déséquilibre de la production de ces deux prostaglandines contraires, au profit de la prostaglandine plaquettaire.

L'acide arachidonique est par ailleurs transformé en leukotriènes par l'enzyme lipooxygénase. Il s'agit également d'acides gras, différents des prostaglandines, qui interviennent dans l'expression de nombreuses réactions cellulaires de l'inflammation et de l'immunité. Les leukotriènes ont donc un rôle secondaire dans les processus de formation de l'athérosclérose proprement dite. Mais leurs variations peuvent accompagner les changements diététiques qui peuvent être préconisés dans l'athérosclérose.

Le cholestérol.

Les graisses du sang, qui proviennent en grande partie des aliments, contribuent beaucoup à la formation des plaques d'athérosclérose. Ce sont plus, semble-t-il, des complices que de véritables coupables car elles paraissent intervenir après qu'une lésion de l'endothélium est apparue. Les graisses sanguines peuvent néanmoins avoir une responsabilité première lorsque leur métabolisme est altéré. Un tel désordre est habituellement d'origine génétique, ce qui explique la possibilité d'athérosclérose familiale. Le cholestérol, un abondant composé graisseux du sang, paraît être le plus fautif. Une première étude épidémiologique, conduite en 1950 dans une petite ville du Nord-Est des États-Unis, Framingham, l'avait prévu. Mais des investigations ultérieures avaient donné lieu à des résultats ambigus. Une nouvelle étude américaine, dite « Étude des douze cliniques », apporte après 10 ans de travail des résultats concluants : l'augmentation du cholestérol sanguin favorise indiscutablement la survenue de l'athérosclérose et sa correction est bénéfique. Le taux de cholestérol sanguin ne doit pas se situer à partir de 40 ans au-delà de 2,40-2,60 grammes par litre. Un individu dont le cholestérol passe de 2 g à 3 g ou 3,20 g s'expose à une augmentation de risque de 19 %. Chez des sujets ayant un cholestérol plasmatique élevé, toute diminution de 1 % du taux de cholestérol réduit de 2 % la fréquence de l'athérosclérose.

La pénétration du cholestérol au sein de la paroi artérielle a été souvent considérée comme un mouvement passif, favorisé par la pression artérielle et par les lésions des cellules endothéliales et de la limitante élastique interne. En fait, le transfert du cholestérol dans la paroi artérielle s'est avéré être un processus compliqué que l'on peut schématiser de la manière suivante.

Dans le sang, le cholestérol n'est pas simplement dissous. Il est fixé sur des protéines qui le transportent vers les tissus de l'organisme. Les transporteurs de grande taille (transporteurs dits HDL, pour « *High Density Lipoproteins* ») véhiculent le cholestérol vers le foie où il est détruit. Le complexe HDL-cholestérol n'a donc pas de signification péjorative. Il représente la bonne fraction de cholestérol, celle qui est prête à être éliminée hors de l'organisme. Au contraire, les transporteurs de petite taille (LDL-cholestérol, pour « *Low Density Lipoproteins* ») convoient le cholestérol vers des tissus ayant une capacité d'élimination assez faible. Lorsqu'une alimentation contenant des graisses animales élève le cholestérol sanguin, les transporteurs lourds se saturent, et les LDL déposent le cholestérol dans les cellules périphériques, notamment dans les parois artérielles. Les LDL y sont reconnues et en quelque sorte attirées par des récepteurs particuliers des membranes cellulaires. Mais lorsque l'apport alimentaire de cholestérol est équilibré (un tiers de cholestérol se fixe sur des transporteurs lourds et deux tiers sur des transporteurs légers) la fraction raisonnable de cholestérol qui pénètre dans les cellules est tout à fait bénéfique à la vie cellulaire.

Tout le cholestérol sanguin ne dérive pas directement de l'alimentation. Une certaine proportion est d'origine endogène, fabriquée à l'intérieur de l'organisme à partir de précurseurs. On peut donc s'opposer à l'élévation du cholestérol sanguin soit en réduisant son absorption digestive, soit en diminuant sa synthèse. Des médicaments y parviennent. On a douté de leur efficacité pendant longtemps. Pour qu'une étude thérapeutique à visée préventive devienne concluante, il faut que le temps d'étude soit assez long et que le nombre de sujets traités soit élevé. Un essai thérapeutique américain respectant ces conditions, effectué avec un médicament diminuant l'absorption intestinale du cholestérol, a enfin donné une réponse positive. Il s'agit du « *Lipid Research Clinics Coronary Primary Prevention Trial* ». 3 806 hommes souffrant d'une élévation du cholestérol plasmatique ont été traités pendant plus de 7 ans en double aveugle : la moitié d'entre eux a reçu un placebo, l'autre moitié une résine s'opposant à l'absorption digestive du cholestérol. Le cholestérol plasmatique a baissé en moyenne de 19,4 % chez les malades traités par la résine ; cette baisse a essentiellement concerné la fraction de cholestérol lié aux LDL. La diminution de la mortalité par athérosclérose des artères cardiaques a diminué de 24 %, très significativement par rapport au groupe de malades recevant le placebo. La baisse du taux sanguin du cholestérol paraît expliquer entièrement cette évolution heureuse : les auteurs de l'enquête prévoient qu'une baisse de 25 % du cholestérol plasmatique devrait assurer une chute de moitié de la fréquence des atteintes artérielles cardiaques.

De nouvelles médications agissant différemment sur le métabolisme du cholestérol, seront plus faciles à manier. Telle, par exemple, la *compactine*, produit de fermentation d'un penicillium, récemment découvert aux États-Unis et au Japon, qui s'oppose à la synthèse endogène du cholestérol. Des substances médicamenteuses-filles se sont avérées capables d'abaisser durablement le cholestérol sanguin. Quelques milligrammes sont suffisants.

Les promesses thérapeutiques sont donc indiscutables. Le profil des médicaments du futur découle de l'analyse des lésions de l'athérome. Des inhibiteurs de l'adhésion et de l'agrégation plaquettaires, des antagonistes des facteurs de croissance, des produits s'opposant à l'interaction des lipides avec la paroi artérielle, seront à la base des médications spécifiques des artères.

Prévention de l'athérosclérose.

Toutes les causes d'endommagement des cellules endothéliales de la paroi artérielle sont des causes d'athérosclérose, puisque ces cellules initient la cascade d'événements pathologiques conduisant à la sclérose de toute l'artère. L'abus du tabac, l'hypertension artérielle et l'excès de graisses alimentaires sont des « facteurs de risque » certains. Les cellules artérielles sont en effet très sensibles à l'hypoxie (diminution d'oxygène) qui accompagne l'inhalation de fumée : le risque d'infarctus du myocarde augmente de cinq à six fois lorsque la consommation quotidienne dépasse 20 cigarettes. Le danger du tabac peut être mis en évidence par des études statistiques pour des consommations plus faibles. On admet même que l'inhalation involontaire de la fumée dégagée par un voisin est dangereuse.

Les cellules endothéliales artérielles sont particulièrement sensibles par leur situation à l'élévation de la pression sanguine, à l'hypertension artérielle.

Une élévation de 4 cm de mercure de la pression maximale (de la valeur normale de 12 cm à 16 cm de mercure, par exemple) triple les risques de survenue d'une sclérose des artères coronaires. Le danger est d'autant plus grand que l'hypertension artérielle est une maladie insidieuse. Les Américains lui ont donné le nom évocateur de « *silent killer* », le tueur silencieux. L'hypertension artérielle est une maladie très fréquente, atteignant 10 à 20 % des populations industrialisées. En y remédiant par des médicaments appropriés (il en existe beaucoup), on contribue à la prévention de l'artériosclérose, cérébrale surtout.

L'athérosclérose est aussi très fréquente chez les diabétiques dont elle provoque directement plus des deux tiers des décès. La fragilité particulière des cellules artérielles aux anomalies du métabolisme des sucres est responsable de l'association des deux maladies.

Plus encore que les statistiques comparant simplement le taux de cholestérol sanguin et la fréquence de l'athérosclérose, la nocivité des graisses a été mise en évidence par une analyse géographique de la pathologie. Cette approche, qui s'est révélée particulièrement fructueuse pour le cancer et les maladies malignes du sang, a été aussi très utile pour les maladies artérielles.

La différence du contenu du cholestérol dans l'alimentation explique très vraisemblablement la différence de fréquence de l'athérosclérose entre le Nord et le Sud de l'Europe. Dans le Nord (le Nord de la France étant inclus), les maladies artérielles sont fréquentes, et l'alimentation est riche en graisses d'origine animale ; dans le Sud, la consommation d'huiles végétales préserve la souplesse des artères. L'importance qualitative des graisses alimentaires est également suggérée par l'épidémiologie géographique. Certaines populations — Esquimaux du Groenland, Japonais de l'île d'Okinawa de l'archipel méridional du Ryû-Kyû — sont indemnes d'athérosclérose et ont une grande longévité. Leur protection ne relève pas de mécanismes innés, mais de phénomènes environnementaux, car les Esquimaux vivant au Danemark et les Japonais du Nord souffrent de sclérose artérielle comme les Occidentaux, parfois même davantage. La différence est liée à une différence alimentaire. Au Groenland comme à Okinawa, on ne consomme que du poisson, près de 400 g par jour. Et par suite d'une longue série de réactions chimiques partant des acides gras insaturés qu'elles contiennent, les huiles de poisson maintiennent le cholestérol plasmatique à un niveau très bas.

16. Le cancer

Les traitements, surtout les traitements chimiques, assurent aujourd'hui une survie moyenne d'au moins 5 années à un cancer sur deux. Certains cancers et des maladies malignes apparentées paraissent même pouvoir être éradiqués définitivement dans une proportion encore plus élevée de malades. Les médecins et même les malades osent désormais prononcer le mot « cancer » parce que des mesures préventives et thérapeutiques efficaces peuvent lui être opposées. Le cancer n'est plus synonyme de mort. Pour la première fois dans l'histoire de la médecine, l'optimisme est apparu chez quelques chercheurs et chez quelques cliniciens. L'espoir est même parfois si grand que certains d'entre eux n'hésitent pas à proclamer que les mécanismes du cancer seront compris dès l'an 1990 ou que les cancers, tous cas confondus, seront « maîtrisés » dès l'an 2000[1], bref que les cancérologues vivent une de ces accélérations foudroyantes de la médecine qui, donnant naissance à des traitements radicaux, enterrent les maladies. Dans 50 ans, affirment ces experts, le cancer n'entraînera pas plus d'émotion que la tuberculose pulmonaire aujourd'hui.

Mais la lutte contre le cancer peut-elle être triomphante à ce point lorsque l'on assiste au maintien des ravages de cette maladie qui fait quelque 100 000 morts chaque année ? Lorsqu'une chimiothérapie sur deux est un cortège de souffrances inutiles. Lorsque nombre de scientifiques, malgré l'allongement de l'inventaire des facteurs cancérigènes, restent incertains sur leurs méca-

1. M. Salomon, *op. cit.*

nismes d'action. Lorsque l'on dénonce aussi couramment la disproportion entre l'importance des fonds collectés pour la recherche contre le cancer et la faiblesse de son rendement.

La discussion objective qui suit tend à donner raison aux chercheurs optimistes. Les découvertes qui viennent d'être faites ne sont pas en effet un simple surcroît de description des dégâts du cancer. Ce sont des découvertes que l'on peut qualifier de découvertes-charnières d'où dépend l'emboîtement de stratégies thérapeutiques totalement inédites. Une analyse objective de l'état de la recherche anticancéreuse permet d'affirmer qu'une victoire prochaine sur le cancer n'est pas irréaliste.

Cellules cancéreuses.

La première cellule d'un être vivant est produite par la fusion de deux cellules reproductrices parentales. L'organisation et le développement ultérieurs de l'organisme sont assurés par une intense multiplication et une active différenciation cellulaires. Dès qu'a lieu la fécondation d'un ovule par un spermatozoïde, la première cellule somatique qui en résulte est multipliée par des divisions cellulaires successives. La prolifération de ces cellules-filles s'accomplit jusqu'à ce que l'organisme soit constitué, et que sa croissance soit terminée. En même temps qu'elles se multiplient, les cellules acquièrent des propriétés morphologiques et fonctionnelles différentes et complémentaires. Elles se *différencient* pour effectuer des tâches particulières et, ces diverses spécialisations se complétant harmonieusement, assurent les diverses activités concourant à la vie de l'ensemble de l'organisme.

Dans l'espèce humaine, 60 000 millions de cellules différentes sont produites à partir de la cellule primitive. Elles sont différenciées en quelque 200 types différents qui se groupent en autant de tissus différents pour assurer des travaux hautement élaborés et spécialisés.

Les gènes, les microstructures chimiques transmettant les caractères héréditaires, sont situés au cœur de chaque cellule, au long de la chaîne d'acide nucléique nucléaire. Les milliards de cellules constitutives de notre organisme contiennent toutes les mêmes gènes puisqu'elles dérivent de la même cellule primitive. Une moitié du capital génique a été apportée par le spermatozoïde, l'autre par l'ovule. Mais la différenciation cellulaire atteste que l'expression des gènes est inégale dans diverses cellules. Des gènes fonctionnent ici et se taisent là. L'ontogénèse et la différenciation tissulaire sont liées à un dosage précis de régressions et de facilitations géniques.

Mais la différenciation ne se limite pas à la sélection d'un programme particulier parmi les milliers de programmes génétiques possibles. « Il convient que toutes les cellules " réglées sur la même horloge " *se reconnaissent, communiquent,* échangent des signaux, puis se rencontrent, s'assemblent et coopèrent pour donner un tissu, ou un organe[2]. » Les cellules embryonnaires qui « choisissent » tel ou tel destin, c'est-à-dire telle ou telle différenciation, se reconnaissent et se meuvent pour s'organiser en un ensemble cellulaire, ébauche viscérale. Les cellules différenciées perdent leur mobilité, se lient les unes aux autres, comme pour coordonner leurs efforts, pour assurer l'homogénéité de leur activité fonctionnelle. Dans chaque cellule, des éléments particuliers ont la charge de cette dynamique de la constitution des tissus. La motilité est assurée par des appareils contractiles intracellulaires, l'immobilité par tout un jeu de molécules de surface assurant l'adhésion, la communication intercellulaire par une série de facteurs chimiques. Les mieux connus, parmi ces derniers, sont dénommés « facteurs de croissance ». Ils agissent sur les cellules en voie de différenciation et déclenchent leur division, leur multiplication et donc le développement tissulaire. Leurs points d'impact sont des récepteurs des surfaces cellulaires dont l'activation déclenche une cascade d'événements chimiques aboutissant en fin de course à une *réplication* du génome.

2. F. Gros, *op. cit.*, p. 297.

Le cancer est une maladie cassant les processus de la différenciation cellulaire. Les cellules cancéreuses sont des cellules ayant perdu les propriétés de celles qui les entourent, acquises lors de la spécialisation tissulaire. Elles ne répondent plus aux mécanismes de contrôle qui opèrent au cours de l'organogénèse normale. Leur aspect et leurs propriétés deviennent proches de ceux des cellules jeunes, indifférenciées, que l'on appelle aussi des cellules embryonnaires. Un gros noyau granuleux avec des mottes de chromatine et de gros nucléoles suggèrent d'énormes possibilités de division et de réplication. Les cellules cancéreuses, devenues « sourdes » au langage des autres cellules, n'ont plus comme seul projet que de se reproduire à l'infini. La répression génique tend à disparaître et tel ou tel gène mis au silence par la différenciation cellulaire est « libéré » par la cancérisation : des cellules pulmonaires, par exemple, produisent et sécrètent de l'hormone antidiurétique qui, à l'état normal, est spécifiquement produite par les cellules de la glande hypophyse ; d'autres tumeurs sécrètent de la cortisone, une hormone de nature stéroïde qui est normalement exclusivement élaborée par la glande surrénale.

En devenant immatures, les cellules cancéreuses prennent une des propriétés les plus caractéristiques de la « jeunesse » cellulaire. Elles acquièrent une grande puissance de renouvellement, de multiplication. Mises dans des milieux de culture artificiels appropriés, les cellules cancéreuses, comme des cellules embryonnaires normales, tendent à se diviser pour se multiplier à l'infini. Le cancer confère l'immortalité, tandis que la spécialisation, en même temps qu'elle assagit les cellules, va de pair avec la mise en place d'une potentialité d'épuisement, de vieillissement (voir chapitre 3).

Dans un organisme vivant, les cellules cancéreuses vivent dans l'indiscipline. Elles ne respectent plus l'organisation du tissu dans lequel elles prennent naissance. Elles font fi de toute organisation, de toute hiérarchie. Ce sont des cellules folles qui se divisent sans fin, repoussant les cellules saines qui les entourent, les comprimant et les blessant, les étouffant jusqu'à la mort. Elles prolifèrent même hors de leur organe d'origine, atteignant par le sang et la lymphe des viscères éloignés qu'elles colonisent, formant ce que l'on dénomme des métastases, où elles se reproduisent avec la même force explosive.

D'un côté la spécialisation finie d'une cellule normale, de l'autre l'anarchie immortelle d'une cellule cancéreuse. Cette alternative est longtemps restée le paradigme de l'ignorance en biologie. Mais des explications peuvent être proposées aujourd'hui. « Nous portons en nous-mêmes de potentiels gènes du cancer », s'exclame un chercheur français, D. Stéhelin, au symposium franco-américain « Cancer et virus », en janvier 1986. Cette singulière affirmation résume les découvertes qui comptèrent sans doute parmi les plus brillantes de la dernière décennie.

Virus cancérigènes.

Les virus sont les plus petits êtres vivants connus, des sortes de « sous-microbes » invisibles au microscope optique, des petites particules qui parasitent d'autres cellules vivantes, plus grandes, pour vivre et se reproduire. On ne peut imaginer plus simple organisation que la leur. Au centre, une molécule pelotonnée ou spiralée d'acide nucléique contenant leur programme héréditaire. En périphérie, une capsule protéique protectrice de forme cubique, hélicoïdale ou sphérique. Les virus possèdent la molécule codant la synthèse de leurs constituants (l'acide nucléique), mais non les éléments nécessaires à cette synthèse. Ces derniers sont en quelque sorte « empruntés » à la cellule qu'ils envahissent : le parasitisme viral est absolu.

Les principales familles de virus ont été décrites pendant la première moitié de ce siècle. Il est des « virus infectieux » parasitant de manière aiguë les cellules de leur hôte animal ou végétal (virus de la grippe, de la varicelle, de la rage, de la vaccine par exemple, ou virus de la mosaïque du tabac). Il est des virus, que l'on appelle souvent assez improprement des « virus lents », qui ont une attirance particulière pour les cellules du système nerveux central. Il est enfin des « virus oncogènes », des virus provoquant des cancers.

L'histoire de ces derniers commence en 1914 à New York dans les laboratoires de l'Institut Rockefeller, où les chercheurs sont sélectionnés, attirés et regroupés par une direction avide de réussites. Un biologiste anglais, Peyton Raus, vient d'isoler un virus provoquant rapidement, en quelques semaines, un cancer du tissu conjonctif chez le poulet. On savait que certains corps chimiques (des goudrons par exemple), des hormones aussi, pouvaient déclencher des cancers. Les travaux de Peyton Raus permettaient d'envisager une autre cause de cancérisation : le cancer ne pourrait-il être la conséquence d'une infection virale ?

De nombreuses observations expérimentales plaident en faveur de cette possibilité. Plus d'une trentaine de virus cancérigènes ont été isolés. La variété des cancers qu'ils provoquent dépend à la fois du type du virus et de l'animal d'expérience. Il s'agit de sarcomes, de carcinomes et de leucémies aiguës. Nombre de virus cancérigènes sont des rétrovirus, ce qui signifie que leur acide nucléique doit prendre les caractères de celui de leur hôte pour que le parasitisme soit viable. Leur acide nucléique n'est pas de l'acide désoxyribonucléique (ADN) comme c'est le cas des cellules vivantes qu'ils parasitent. Leur génome est un ruban d'acide ribonucléique (ARN). La mise en œuvre d'un programme génétique normal implique une transformation d'ADN en ARN. Les gènes consistent en des agencements structurels particuliers de la chaîne d'ADN et l'information de leur programme est donnée par un ARN messager, formé par complémentarité au contact de l'ADN. Dans les virus cancérigènes, la séquence du programme génétique est inversée : l'ARN donne naissance à de l'ADN. Les gènes du virus sont des séquences d'ARN. Une enzyme particulière des virus cancérigènes, la transcriptase inverse, transforme l'ARN génomique vital en ADN similaire à l'ADN génomique des cellules qu'ils infestent. Les virus cancérigènes peuvent ainsi s'intégrer d'une manière stable dans une cellule dont ils détournent l'activité à leur profit pour fabriquer d'autres virus qui vont à leur tour infester d'autres cellules.

236

Rien ne prouvait évidemment que les cancers humains puissent relever d'un mécanisme comparable à celui des cancers expérimentaux. Les virus des animaux sont très différents, d'une manière générale, de ceux de l'homme, et bien peu d'arguments étaient suggestifs de l'existence de virus oncogènes chez l'homme. Des virus très suspects furent mis en évidence au microscope électronique dans quelques cellules cancéreuses humaines, provenant de cancers du rhinopharynx et du tissu lymphatique, et dans des globules blancs leucémiques. Mais cette éventualité restait exceptionnelle et donc peu évocatrice d'un processus infectieux. De plus, des milliers de tentatives de transmission du cancer par inoculation de broyats ou de filtrats tumoraux sont restées vaines. Pourtant, depuis une dizaine d'années, l'hésitation n'est plus possible. Les arguments en faveur de l'intervention de virus dans le cancer humain ne cessent de croître. La liste des virus oncogènes de l'homme s'allonge d'année en année. Les noms de microbes ont été choisis en fonction de leur morphologie au microscope. Les virus que l'on ne peut pas voir en microscopie optique sont désignés par les initiales des maladies qu'ils provoquent (désignées en anglais). La liste des principaux virus cancérigènes de l'homme est déjà longue.

1) *Virus à ADN : HBV* (Hepatitis B Virus) qui est fréquemment associé, surtout dans les zones tropicales, au déclenchement du cancer primitif du foie. *EBV* (Epstein-Barr Virus, d'après le nom de ses découvreurs), donnant en Afrique et en Asie des cancers de types divers : cancers de la mâchoire (tumeur de Burkitt), leucémie aiguë, carcinome du rhinopharynx, et, en Europe, une maladie bénigne, la mononucléose infectieuse. *HPV* (Human Papilloma Virus), associé à des cancers sexuellement transmissibles (col de l'utérus, par exemple).

2) *Virus à ARN* ou *rétrovirus : HTLV 1 et 2* (Human T-Leukemia Virus), agents de certaines leucémies. *LAV/HTLV 3* (Lymphoadenopathy Associated Virus/Human T-Lymphotropic Virus), agent du SIDA et de certains cancers qui l'accompagnent, comme le sarcome de Kaposi.

Les virus oncogènes sont particulièrement nombreux dans les

pays tropicaux, mais la mobilité des hommes d'aujourd'hui, qui peuvent sauter d'un continent à un autre en quelques heures, risque de les propager rapidement à l'ensemble de la planète. La diffusion en Amérique et en Europe du virus du SIDA, né en Afrique équatoriale, illustre cette possibilité. Certains cancérologues estiment qu'en l'an 2000 la moitié des cancers pourrait être en rapport avec un virus. Le risque de véritables épidémies de cancers épouvante nombre de gens, mais la reconnaissance des virus oncogènes, avec les possibilités de vaccination qui s'y rattachent, amende considérablement les perspectives de panique et de terreur.

Gènes oncogènes.

La découverte de virus capables d'induire un cancer, tant chez l'animal que chez l'homme, allait être remarquablement complétée en 1976 par celle des gènes oncogènes, c'est-à-dire d'éléments chimiques particuliers du patrimoine héréditaire qui président à la malignisation cellulaire.

Cette observation s'accordait d'abord avec la transmission héréditaire de certains cancers (tels que le rétinoblastome) et avec l'association de cancers à des anomalies chromosomiques (détection du chromosome 11 dans certains cancers du rein et transfert d'un fragment du chromosome 22 sur le chromosome 9 dans la leucémie chronique). Mais la découverte des gènes oncogènes devait surtout clarifier les mécanismes de l'action cancérigène virale et même permettre de proposer un schéma général de la carcinogenèse. Ce progrès extraordinaire, tant attendu, a procédé en trois étapes :

Première étape. On découvre que des rétrovirus à action rapide, le virus responsable du sarcome des poules, par exemple, possèdent un gène spécifique et surnuméraire que l'on dénomme gène *onc.*, pour gène oncogène. Il s'agit d'un gène additionnel par rapport aux gènes gouvernant les enzymes de réplication et les protéines d'enveloppe du virus, et qui induit la série d'événements chimiques qui conduisent au cancer. Le produit de cette activité « transformante » paraît être dû à une enzyme, une « protéine-kinase », capable de modifier par phosphorylation certaines protéines présentes au niveau de la membrane cellulaire.

Une découverte insolite remet apparemment en question l'hypothèse donnant la responsabilité de la cancérisation au seul génome du virus infectant. Des gènes similaires aux gènes oncogènes sont présents dans le génome de toutes les cellules de l'organisme, dans des cellules parfaitement différenciées et quiescentes. Parmi les quelque 50 000 gènes assurant la transmission des caractères héréditaires humains, existent donc des gènes oncogènes, des gènes du cancer. Leur nombre est faible. On connaît une vingtaine de gènes oncogènes dont la structure est analogue à celle de ceux des rétrovirus.

Pourquoi existe-t-il une telle identité entre des gènes viraux et des gènes humains ? Comment des gènes qui paraissent responsables de l'activité oncogène de certains virus sont-ils parvenus dans des cellules humaines normales ? Quelle est la fonction des gènes oncogènes, et pourquoi peuvent-ils conduire au cancer ? La mise en évidence de gènes oncogènes dans des cellules normales (que l'on doit aux observations initiales d'un Français, D. Stehelin) posait en réalité plus d'interrogations qu'elle n'apportait de clarifications.

Deuxième étape. On comprend pourquoi des gènes oncogènes sont présents à la fois dans des virus cancérigènes et des cellules normales. Les gènes oncogènes viraux sont des gènes dérobés. Ils ont appartenu au génome des premières cellules parasitées par les virus, puis, par un jeu complexe de transformations d'ARN en ADN, sont entrés dans la constitution du génome viral. Tout le matériel constitutif viral paraît d'ailleurs provenir des cellules infestées, les virus n'étant que des sous-produits cellulaires autonomisés.

L'acquisition d'un gène oncogène confère au virus une propriété cancérigène. Le virus oncogène devient capable d'activer les gènes oncogènes silencieux des cellules humaines qu'il parasite et de les transformer en cellules malignes et trépidantes.

Comment se produit l'interaction entre les deux gènes oncogènes, cellulaire et viral ? Le patrimoine génétique des chromosomes de chacune de nos cellules a été constitué très progressivement. Son ampleur dépasse largement celui qui est déduit des gènes exprimés. De très nombreux gènes sont silencieux. La mise en activité et la mise en repos des gènes dépendent de segments intercalés de l'acide nucléique que l'on a dénommés des promoteurs. Un gène oncogène viral activerait le promoteur d'un gène oncogène cellulaire.

Troisième étape. Les mécanismes exprimés par les gènes oncogènes sont progressivement connus. Ces mécanismes d'aval, qui initient le processus de cancérisation, peuvent différer assez largement. Certains gènes oncogènes commandent l'incorporation de phosphore dans des protéines particulières (que l'on dénomme des « kinases »), qui provoquent à leur tour, en cascade, des changements d'état et d'activité d'autres protéines ou de segments d'acide nucléique. Ces substrats activés, interagissant dans le noyau et la membrane cellulaire avec leurs constituants normaux, déclenchent la division cellulaire cancéreuse.

Un second groupe de gènes oncogènes aboutit à la formation de ces facteurs de croissance ou de leurs récepteurs qui font démarrer la division cellulaire par les mécanismes qui ont été précédemment décrits.

Un troisième groupe de gènes oncogènes commande la production de protéines particulières ayant une grande affinité pour le DNA et capables d'y exercer des effets régulateurs.

Cette analyse des événements cellulaires résultant de l'activation des gènes oncogènes permet de concevoir les étapes propices à un contrôle médicamenteux de la division cellulaire, donc du cancer.

Une explication générale du cancer. Les étapes principales de la cancérogenèse virale sont donc connues. La première, l'interaction de l'acide nucléique viral avec l'acide nucléique de la cellule-hôte, active (ou déréprime) le gène oncogène. La perte de sa quiescence, de son état réfractaire, dépend sans doute de l'action d'un promoteur. La première étape du cancer ne consiste donc pas en une mutation de structure, mais en une *perturbation régulatrice*. Les étapes suivantes concernent, ainsi qu'il a été dit, les mécanismes chimiques de la croissance et de la multiplication cellulaires.

Ce schéma, décrit avec les oncogènes, pourrait être aussi impliqué dans les autres processus de cancérogenèse. L'action cancérigène des goudrons de houille est connue depuis que Percival Pott rapporta à sa cause l'horrible cancer frappant les petits ramoneurs de l'Angleterre du XVIIIe siècle. On sait aujourd'hui que les molécules en cause sont essentiellement le dibenzanthracène et le 3-4 benzopyrène. La liste des coupables ne cesse d'augmenter, nombre d'entre eux s'avérant souiller notre propre environnement, tels l'amiante (isolement mural des pays riches), l'aflatoxine (substance accumulée par les arachides conservées dans de mauvaises conditions), ou le tabac.

Des cancers naissent encore des radiations, rayons X, rayons ultraviolets, radiations produites par la fission nucléaire. Et peut-être de l'excès et de l'action de certaines hormones, sexuelles en particulier. La diversité des cancers a toujours paru extrême.

En réalité, cette diversité ne concerne peut-être que les causes apparentes. On peut supposer que les mécanismes intimes, impliqués dans la transformation d'une cellule normale en cellule cancéreuse, soient semblables quel que soit le facteur déclenchant. Les étapes suivantes concernent, ainsi qu'il a été dit, les mécanismes chimiques de la croissance et de la multiplication cellulaires. diversité des cancers ne serait donc qu'apparente, et la séquence événementielle déclenchée par l'activation du gène oncogène, identique pour toutes les variétés de stimulateurs.

La mise en évidence des gènes oncogènes dans la plupart des cellules animales et végétales (à l'exception, semble-t-il, des eucaryotes végétaux) soulève le problème de leur rôle dans l'économie normale de la cellule. Ils ont certes un rôle délétère par leur capacité à engendrer des tumeurs, mais leur ubiquité suggère qu'ils jouent un rôle physiologique dans la croissance et la division cellulaires. Un ensemble important d'expériences indique que les gènes oncogènes sont impliqués (et peut-être responsables) de la différenciation cellulaire au sens où elle a été donnée en début de ce chapitre. Ils interviennent « de façon sans doute très subtile dans une chaîne d'événements, pour régler les processus de division en fonction des *stimuli* exogènes. On peut donc les considérer comme de véritables gènes de la communication cellulaire et l'on comprend désormais pourquoi et comment leur dérèglement a pour corollaire l'apparition d'un état précancéreux[3] ». « Le cancer est peut-être le prix que nous devons payer pour cette plasticité qui nous a permis de devenir *homo sapiens*[4]. »

Perspectives thérapeutiques.

Peu de maladies, peut-être même aucune, relèvent d'une seule cause, d'un seul mécanisme, contrairement à ce que l'on croyait au siècle dernier. Les maladies relèvent habituellement de l'action cumulative de plusieurs facteurs causaux qui sont insuffisants par eux-mêmes pour engendrer une pathologie importante. Le cancer est l'exemple d'une maladie polyfactorielle secondaire à l'intrication de divers agents de l'environnement et parfois aussi de mécanismes génétiques.

Le virus d'Epstein-Barr (les noms sont ceux des scientifiques qui le découvrirent) provoque en Europe une angine traînante,

3. F. Gros, *op. cit.*, p. 331.
4. J. Bernard, « Les recherches sur le cancer. Voies nouvelles », *La Vie des sciences*; *C.R. Acad. Sc. Paris*, 1984, n° 1, p. 6-8.

fatigante et inquiétante parce qu'elle est accompagnée d'une augmentation de cellules sanguines blanches. Cette maladie virale, la mononucléose infectieuse, est bénigne et guérit spontanément. En Afrique équatoriale et tropicale, le même virus provoque une maladie tout à fait différente, un horrible cancer du visage, des mâchoires ; ce cancer n'atteint que des enfants. On lui a donné le nom de tumeur de Burkitt, en hommage au chirurgien britannique qui a reconnu sa particularité. Sur un étroit territoire chinois limité par les montagnes de Hong Kong au nord et la rivière des Perles au sud, un cancer particulier de la gorge éprouve plus qu'ailleurs la population. Il est aussi provoqué par le virus d'Epstein-Barr, que l'on constate d'ailleurs parfois à l'examen microscopique des cellules cancéreuses.

La symptomatologie des maladies infectieuses est assez largement influencée par la virulence du microbe infectant et la sensibilité du malade. On sait depuis longtemps qu'un streptocoque peut donner lieu, chez un sujet, à une éruption passagère et, chez tel autre, à une scarlatine maligne. Mais la variabilité d'expression des virus cancérigènes dépasse de beaucoup ce qui avait été constaté dans la pathologie infectieuse microbienne. De longues et attentives études épidémiologiques ont été nécessaires pour répertorier les nombreux facteurs, génétiques et environnementaux, qui peuvent moduler l'expression du virus d'Epstein-Barr, c'est-à-dire conditionner l'apparition d'un cancer. A l'origine de la tumeur de Burkitt, non seulement le virus d'Epstein-Barr, mais des conditions socio-économiques défavorables propageant le virus chez les jeunes enfants, le paludisme qui altère les réactions immunitaires à l'encontre du virus, et une anomalie des chromosomes. A l'origine du cancer du rhino-pharynx, le même virus d'Epstein-Barr et, en plus, une alimentation particulière propre au Sud-Est de la Chine continentale, riche en poisson cru et non vidé, et aussi peut-être l'appartenance à un groupe sanguin particulier.

L'épidémiologie des cancers est riche d'exemples prouvant l'influence de facteurs extérieurs au cancer, mais influençant son développement, soit, pour reprendre le langage moléculaire, l'expressivité d'un gène oncogène.

Les cancers du poumon, du sein et de l'intestin atteignent préférentiellement les populations des pays industrialisés. Les cancers du foie, de l'œsophage, du rhino-pharynx et du col de l'utérus sont particulièrement fréquents dans les pays en voie de développement. L'épidémie de cancers du poumon en Occident est liée à la consommation de cigarettes. Les cancers du colon et du rectum qui y sont communs seraient dus à l'alimentation abondante en graisses et en viandes. Les cancers du sein semblent avoir une composante héréditaire. Les travailleurs manuels, exposés aux cancérogènes chimiques et physiques (présents dans les poussières), sont plus souvent atteints de cancer que des individus ayant un niveau socio-économique élevé. Le cancer de l'œsophage, très fréquent en Normandie, se retrouve dans une large bande qui, partant du Nord de l'Iran, passe par les républiques soviétiques d'Asie centrale pour s'étendre en Mongolie et vers la Mandchourie, concernant des populations de plus de 400 millions d'habitants. Les facteurs le facilitant sont néanmoins inconnus. L'alcool et le tabac, qui sont les grands éléments cancérigènes de l'environnement occidental, ne sont pas en cause dans les pays musulmans d'Asie, en URSS et en Chine. Des cancers augmentent (myélome, cancer du poumon, du pancréas, de l'œsophage, du testicule); d'autres diminuent (estomac, bouche, col utérin). Les migrants changent leur risque de cancer : les Japonais vivant aux États-Unis n'ont plus autant de cancers de l'estomac que dans leur pays natal, mais sont menacés de cancer du colon comme les Américains ; les Américains noirs, après plusieurs générations, sont indemnes de tumeurs qui prédominent en Afrique équatoriale.

La recherche a longtemps été orientée selon une stratégie linéaire, suffisante pour aborder les maladies infectieuses, ramenant toute une pathologie à un mécanisme précis : à un microbe donné, une éruption et une symptomatologie définies, et un traitement presque spécifique. La recherche du cancer a longtemps pâti de suivre cette tactique simpliste. Les spécialistes des radiations ionisantes, ou des cancérigènes chimiques, ou des virus oncogènes, travaillant selon des fils directeurs différents, n'eurent pas les résultats correspondant à leurs efforts. La découverte des gènes oncogènes et d'une hypothèse mécanistique commune à toutes les variétés de cancers d'une part, et la mise en évidence des facteurs oncogènes de l'environnement d'autre part, cassant la sectorialisation des activités des chercheurs, les a enfin rendus rentables. La biologie moléculaire et l'épidémiologie se complètent mutuellement, permettant de prévoir en toute certitude la réussite.

D'un côté, l'épidémiologie conduit à la suppression ou à la prévention des facteurs cancéreux exogènes, permettant une prévention au sens large du terme. L'abstention de certains toxiques, par exemple l'amiante responsable de cancers de la plèvre et du péritoine, est déjà entrée en vigueur en Occident. Les médecins britanniques qui ont supprimé massivement la cigarette ne meurent guère plus de cancer du poumon. En étendant la suppression du tabac à l'ensemble de la population, on éviterait chaque année 40 000 morts en France et 122 000 aux États-Unis. Le traitement du paludisme va peut-être réduire la fréquence et la gravité des lymphomes de Burkitt.

D'un autre côté, une armada de biologistes s'active à trouver des médicaments du cancer à partir des informations fournies par la biologie moléculaire et cellulaire. Les premières thérapeutiques anticancéreuses reposaient sur le principe que la source de cellules tumorales devait être extirpée. L'ablation chirurgicale et la destruction tumorale par des rayons paraissaient des gestes indispensables. On s'aperçut malheureusement vite qu'ils laissaient en place des cellules « métastatiques » qui migrent hors du foyer cancéreux et colonisent à distance d'autres tissus. La découverte de produits chimiques diffusant à toutes les cellules de l'organisme fut un remarquable progrès. C'est cette chimiothérapie qui est à l'origine de la survie actuelle de la moitié des cancers.

Les produits chimiques tuent les cellules cancéreuses en s'opposant à leur division, en s'attaquant à leur génome. Les cellules accessibles à la chimiothérapie sont exposées à son action, ce qui peut éradiquer des cellules cancéreuses migratrices. Mais cet avantage s'est avéré aussi un grave inconvénient : les produits cytotoxiques agissent également sur les cellules qui ne sont pas malades, d'où des effets secondaires qui transforment la chimiothérapie en cauchemar.

En progressant aussi fortement dans la biologie du cancer, les biologistes se sont donné le moyen de concevoir des armes thérapeutiques spécifiques, parce que conçues à partir des dégâts spécifiquement induits par le cancer.

L'explication des mécanismes cellulaires du cancer qui vient d'être donnée permet de concevoir les médicaments spécifiques anticancéreux qui en dépendent. Il faut chercher des produits antiviraux. Des substances chimiques de synthèse sont à l'étude. Les interférons, protéines élaborées par diverses cellules sanguines en réponse à une infestation virale sont actifs dans des variétés de cancers bien précises, leucémies atricholeucocytes, lymphomes folliculaires et mycosis fungoïde, tumeurs à papilloma virus. D'autres substances naturelles telles que l'interleukine II paraissent intéressantes. Des vaccins antiviraux, produits à l'encontre des virus oncogènes, sont parfaitement concevables ; ils permettront de réaliser une prévention primaire, agissant sur la cause véritable du cancer. La connaissance précise des phénomènes déclenchés par l'activation des gènes oncogènes va permettre de concevoir des produits inhibiteurs, c'est-à-dire des substances s'opposant à la transformation cancéreuse.

Comment ne pas être optimiste pour les décennies qui viennent ? L'extrapolation de la courbe des progrès confirme les prédictions des sages, la maîtrise du « crabe » pour la fin du millénaire.

17. La prévention

La perception au niveau le plus fin, microscopique et chimique, des désordres induits par une maladie permet de concevoir des thérapeutiques réparatrices. Le réductionnisme fait le lit d'une pharmacologie spécifique, même dans les éventualités compliquées des maladies polyfactorielles, telles qu'elles ont été décrites dans les chapitres précédents.

Mais les chercheurs ont une ambition qui dépasse la découverte des traitements purement curateurs. Ils prétendent trouver les procédés qui s'opposent à la survenue des maladies, les moyens d'une prévention. Une telle recherche est justifiée par le simple fait qu'elle économise toute mise en scène médicale et thérapeutique.

Pourtant, la prévention ne recueille bizarrement pas que des encouragements et des éloges. Certains économistes dénigrent sa valeur au nom du coût de la santé, ne réalisant pas qu'en évitant les maladies elle constitue un procédé d'épargne satisfaisant[1]. La prévention, ajoutent quelques médecins, ne saurait être classée parmi les thérapeutiques du futur ; c'est un mythe sur lequel on ne peut compter, qui s'effondre sous le progrès de soins conventionnels[2].

Une clarification est nécessaire. Le propos de ce chapitre est de réhabiliter la prévention, de montrer qu'elle représente la forme la plus élaborée de la thérapeutique, celle à laquelle tend en réalité la

---

1. J. de Kervasdoué, « La crise financière de la Sécurité sociale conduira à de nouvelles formes de solidarité », *L'Hôpital à Paris*, 1980, n° 80, p. 10-16.
2. L. Israël, *Le Cancer aujourd'hui*, Paris, Grasset, 1976.

recherche médicale. Et d'affirmer que la difficile accession aux pratiques de prévention constitue en réalité la seule méthode qui puisse assainir infailliblement les finances de la santé.

La prévention « primaire », la véritable prévention qui s'oppose à l'apparition des maladies, est sans doute née dans la petite république de Raguse en 1377 avec un décret mettant en quarantaine navires et équipages suspects de maladie. Cette décision était suscitée par les déclarations des médecins arabes, Ibn Khatima et Ibn al Khatif, qui incriminaient à l'origine des maladies infectieuses l'intervention de petits germes, de « *seminarias* ». La contagiosité fut reconnue officiellement à Venise en 1546 par la thèse de Jérôme Frascator, un médecin de Padoue ; « *De Contagione et contagiosis morbus* » reconnaissait la valeur de la prévention plus de deux siècles avant l'essor de la bactériologie. La découverte des microbes allait la conforter considérablement.

Une prévention « primaire » empêche la contagion, la diffusion d'un agent infectieux, microbe ou virus. On peut barrer la route des germes pathogènes par des barrières de feu, ou en s'opposant aux promiscuités et aux immondices qui activent la prolifération bactérienne. On peut aussi lutter contre la diffusion des microbes en calfeutrant les malades chez eux ou dans des institutions spécialisées. Les vaccins et les sérums, conçus pour la plupart après la reconnaissance des agents infectieux, assurent le maximum d'efficacité à la prévention primaire. La variole paraît avoir quitté notre planète depuis une dizaine d'années. Le tétanos et la poliomyélite sont presque défunts. La diphtérie est oubliée. On sait ce qu'apporteraient de nos jours des préventions réussies à l'encontre des fléaux des sociétés industrialisées. 4 millions de Français sont alcooliques avec une consommation moyenne individuelle annuelle (par adulte) de 200 litres de vin à 12°. Une lutte efficace contre l'alcoolisme français permettrait de sauver quelque 50 000 personnes par an. Sur les routes françaises, 12 000 individus sont tués chaque année et 80 000 autres sont blessés. Il est bien établi que la réduction de la vitesse et le bouclage des ceintures de sécurité diminueraient dans des proportions considérables (peut-être de quatre à cinq fois) ce sinistre tableau. La prévention peut être enfin étendue au tabagisme : 60 000 vies humaines seraient épargnées chaque année en France.

« Le tabac est l'agent essentiel de la bronchite chronique (50 000 décès par an pour 2 millions de personnes atteintes). Le tabac est directement lié à 90 % des cancers du poumon (soit 15 000 morts), 85 % des cancers du larynx (soit 3 500 morts), 65 % des cancers de l'œsophage (soit 3 500 morts), 65 % des cancers de la cavité buccale (soit 1 500 morts), 40 % des cancers de la vessie (soit 1 500 morts). Quant aux maladies cardio-vasculaires, on attribue au tabac 25 000 décès par an liés à l'infarctus. A ceci s'ajoute une morbidité concernant environ 1 400 000 personnes. L'ensemble de la mortalité et de la morbidité correspond à un coût pour la collectivité supérieur à 50 milliards de francs par an[3]. »

La prévention « secondaire » est plus récente que la prévention « primaire ». Elle ne prétend pas s'opposer au développement des maladies, mais a pour but de limiter leur extension. C'est une vigilance particulière à l'égard des premiers signes ou des premières complications d'une maladie définie qui vise à renforcer l'effet du traitement par la rapidité du diagnostic. La prévention « secondaire » est née des progrès mêmes de la médecine, de l'amélioration des connaissances épidémiologiques, pathogéniques et sémiologiques, et du perfectionnement des investigations chimiques et radiologiques du corps humain. Le dépistage précoce de la tuberculose pulmonaire par radiophotographie, qui a été institué aux lendemains de la Seconde Guerre mondiale, a été l'une des premières mesures de prévention « secondaire ». Elles ont été multipliées depuis. On peut dire même qu'elles sont comme le nerf de la guerre, une part importante de la médecine contemporaine. La détection et le traitement précoces des « facteurs de risque artériel », hypertension, tabagisme et augmentation des graisses sanguines, préviennent l'athérosclérose. Le maintien du sucre sanguin à sa valeur normale (par la conjonction de dosages chimiques et de traitements hypoglycémiants) réduit considérablement la fréquence des complications dégénératrices du diabète. Le pronostic

---

3. G. A. Marcel, *Le Médicament de l'an 2000*, Paris, Masson, 1987, p. 160.

des cancers a été transformé par la rapidité de leur diagnostic et de leur traitement ; les modalités de cette prévention « secondaire » du cancer comptent parmi les recommandations officielles des institutions veillant à la santé humaine[4].

Les actes de la prévention « secondaire » participent largement aux dépenses de santé. Ils peuvent même être source de gaspillage, lorsque le dépistage concerne des anomalies contre lesquelles aucune thérapeutique n'est actuellement disponible. C'est le cas de nombreux « check-up » et examens de santé systématiques. Il ne peut être question que de cette variété de prévention quand les économistes accusent la prévention de ne pouvoir faire aucune épargne.

Les premières mesures de prévention primaire ne sont pas nées de raisonnements scientifiques élaborés, mais d'observations empiriques ou même fortuites. Les mesures de prévention contre les maladies infectieuses furent mises en place intuitivement, en admettant leur contagiosité, sans que la réalité des agents infectieux ait été démontrée. Au XIXe siècle, les égouts ont été couverts, les taudis détruits, les rues pavées et élargies, plusieurs dizaines d'années avant que les microbiologistes n'aient identifié les germes responsables.

De même, pour la prévention du goitre endémique des vallées alpines. Un défaut de l'eau de boisson est incriminé depuis longtemps dans le Valais suisse. Au Moyen Age, on croyait que l'ingestion d'éponges calcinées pouvait y remédier. Celle d'iode la remplaça avantageusement. En 1860, les autorités genevoises décrètent, sans consultation de la population, que l'iode doit être ajouté aux eaux de boisson. Les hormones thyroïdiennes n'étaient pas encore isolées et l'on ne connaissait rien de leur richesse en iode. Charles Nicolle déduit en 1909 de la simple étude de la propagation du typhus à l'hôpital de Tunis que les poux sont vecteurs du micro-organisme responsable du typhus. Des mesures importantes de prévention en découlaient, là encore établies sans précision microbiologique.

---

4. M. Tubiana, *Le Refus du réel*, Paris, Robert Laffont, 1977.

L'abondance de tels exemples de mesures préventives mises en place par simple intuition a été source de confusion. La prévention est souvent assimilée à une mesure de simple bon sens, à une sorte de manière naturelle inspirée par les progrès de la culture, que l'on peut instaurer en dehors de la science. Malheureusement, le temps de l'édification empirique de la prévention est révolu. La prévention « primaire » ne doit pas être considérée comme un progrès générant spontanément d'autres progrès plus généraux. Il s'agit d'une pratique que l'on ne peut déduire que des progrès scientifiques. Son acquisition est subordonnée aux exigences et aux rigueurs de la recherche. Son coût est à la mesure de sa difficulté.

La prévention « primaire » des maladies infectieuses changea radicalement de nature et d'efficacité avec la microbiologie pasteurienne. Des possibilités de reconnaissance et de culture des microbes et des virus sont nés vaccins et sérums, infiniment plus efficaces que les précautions hygiéniques de naguère. Les progrès actuels de la bactériologie et de l'immunologie sont tels que l'on peut prévoir qu'un vaccin suit à court terme la reconnaissance d'un nouveau virus dont il est important de se protéger. L'espoir de mise au point d'un vaccin contre le virus du SIDA est très légitime. Des vaccins contre le cancer peuvent être prévus à partir de la découverte des rétrovirus oncogènes. La connaissance du détail microbiologique est le préalable nécessaire à la prévention primaire moderne.

Le réductionnisme, la connaissance intime des dégâts morbides, président à l'élaboration de la prévention « primaire » dans tous les domaines de la médecine.

Le sel (sodium) est considéré depuis longtemps comme un élément nocif dans l'hypertension artérielle. La restriction du sel alimentaire n'a été cependant promue au rang des mesures préventives de l'hypertension artérielle que depuis qu'on connaît mieux les mécanismes cellulaires qui conduisent à l'hypertension et le rôle aggravant du sel à leur égard. Il a d'abord fallu démontrer que l'enrichissement cellulaire en sodium contracte des cellules artérielles et que celui-ci est plus important dans l'hypertension artérielle que dans l'état de normotension, en raison de perturbations des membranes cellulaires. Les indications d'un changement diététique sont venues ensuite. Des possibilités de prévention « primaire » sélective ont même été envisagées : la restriction du sel alimentaire ne serait conseillée qu'aux individus nés de parents hypertendus et ayant les anomalies membranaires de la maladie.

De même, les relations entre la teneur en graisses animales des aliments et la survenue de l'athérosclérose, suggérées par des études épidémiologiques, n'ont entraîné de mesures préventives que lorsque les détails du métabolisme du cholestérol ont été connus en toute certitude. On ne peut changer le comportement alimentaire d'une société que sur la base d'observations biologiques intangibles.

Asclépios, le dieu de la médecine dans la Grèce antique, avait deux filles : Panacée sachant guérir les maladies et Hygie sachant les prévenir. La médecine du XXe siècle démontre que le soin et la prévention sont deux stratégies sœurs, générées par la même démarche de progrès scientifique. Les opposer, comme on le fait souvent, n'a guère de sens. Le progrès scientifique doit être encouragé pour lui-même, sans savoir s'il va être exploité à des fins préventives ou curatives.

La médecine, prétend Jacques Attali, évolue vers l'ère des prothèses, tend au remplacement des organes lésés par des organes artificiels. « La prothèse n'est plus un auxiliaire marginal et sans importance des policiers et des médecins ; extension du corps, elle devient le thérapeute véritable[5]. » L'idée a fait son chemin, même chez les partisans les plus déclarés de la médecine scientifique. « On reste pantois devant le développement de ces traitements par organes artificiels. Ils ne sont pourtant qu'une étape vers des horizons thérapeutiques plus prometteurs encore[6]. »

Les desseins de la recherche biologique ne se limitent cependant pas, à l'évidence, à des recollages et remplacements par organes artificiels. On peut même dire que de tels procédés appartiennent aux premières étapes de la thérapeutique, même s'ils rendent déjà des services essentiels. La véritable finalité de cette disci-

<hr>

5. J. Attali, *op. cit.*, p. 26.
6. J.-L. Funck-Brentano, *Le Paradoxe du médecin*, Paris, Gallimard, 1976, p. 41.

pline étant évidemment la réparation non invasive. Chirurgie et prothèse, thérapeutique médicamenteuse, prévention, sont, dans l'ordre, les étapes réelles de sa progression. Cette séquence est déjà achevée pour quelques maladies infectieuses. Ainsi, la tuberculose pulmonaire, par exemple, a bénéficié successivement de la chirurgie et du pneumothorax, puis des antibiotiques et de la vaccination. La poliomyélite a d'abord été soignée par poumon d'acier et chirurgie réparatrice des séquelles paralytiques, puis par vaccination. Les progrès de l'immunologie, évitant la survenue des glomérulonéphrites, rendra caducs peut-être un jour prochain reins artificiels et transplantations. De même, aux pompes cardiaques et aux greffes du cœur, succédera le traitement médicamenteux de la cardiopathie ; la prévention viendra peut-être ensuite.

La prévention « primaire » apparaît comme le grand enjeu de la recherche thérapeutique. En épargnant des souffrances, elle épargne aussi des dépenses. La suppression des maladies est à l'évidence le meilleur mode d'épargne. Les dépenses de recherche exigées aujourd'hui sont la clef de la stabilité du futur.

A peine née, la prévention change et s'affine. Elle évolue vers la sélectivité. Elle tend à être réservée à ceux qui ont une propension particulière à devenir malades. On ne cherche plus à l'appliquer de façon uniforme à une population entière, mais aux seuls sujets menacés par une constitution particulière. Une économie supplémentaire en résulte naturellement. La médecine tend à devenir « prédictive », comme la dénomme J. Dausset, en recherchant les indices biologiques permettant d'évaluer les sensibilités individuelles.

Plus de 50 maladies sont associées au groupe sanguin HLA. Telle maladie frappe avec prédilection les individus atteints de tel groupe HLA. Telle autre en atteint un autre. La sclérose en plaques, la spondylarthrite ankylosante, le psoriasis, l'hémochromatose et le diabète juvénile, ne surviennent pas au hasard, mais sont guidés par la condition de celui qu'ils frappent. Condition en grande part déterminée par le patrimoine héréditaire et repérable par un groupe HLA particulier.

La notion de sensibilité individuelle aux maladies, de « terrain » propre au développement de certaines affections, est fort ancienne. Le *Corpus* d'Hippocrate abonde d'exemples de polymorphisme clinique lié non à l'agent pathogène, mais à son hôte, c'est-à-dire le malade. Mésué le Jeune, médecin à Bagdad au Xe siècle de notre ère, estime aussi que deux patients ayant la même maladie peuvent ne pas souffrir des mêmes maux, présenter les mêmes signes, et qu'ils doivent dans cette éventualité bénéficier de traitements différents. Les médecins du XIXe siècle, qui avaient appris à diagnostiquer la tuberculose et le cancer, savaient que certaines familles sont plus sensibles que d'autres à l'une ou à l'autre de ces maladies.

Mais la découverte des groupes HLA et de leur intérêt pour préciser le risque héréditaire a fait naître les possibilités réelles de prédiction.

En déterminant le groupe sanguin HLA, on peut prévoir le risque encouru d'être affecté d'une maladie donnée. D'autant plus utilement que le patient appartient à une famille éprouvée par cette maladie et qu'elle survient tard dans la vie. Des mesures de prévention spécifiques peuvent être décidées, dont l'efficacité dépend évidemment de la perception des mécanismes de la maladie en cause. Chez un jeune sujet, par exemple, appartenant à une famille éprouvée par le diabète, la découverte du groupe HLA, qui est associé avec le développement de cette maladie, permet de mettre en train une surveillance particulière, de façon à entreprendre un traitement au moment précis où s'exprime cliniquement la maladie ; la réussite des nouveaux traitements du diabète, la cyclosporine surtout, exige d'ailleurs cette précocité.

Les dangers de la médecine prédictive n'ont pas échappé à ceux qui l'ont découverte[7]. Elle peut troubler la paix intérieure en révélant un patrimoine héréditaire délétère et non voulu. Elle peut surtout se retourner contre la personne humaine si elle est utilisée à des fins d'eugénisme. Il est sage de la réserver aux maladies contre lesquelles il existe des moyens efficaces de prévention et de traitement. Mais elle apparaît manifestement comme le mode le plus

7. J. Dausset, « Qu'est-ce que la médecine prédictive ? », *Les Cahiers du MURS*, 1985-1986, n° 4, p. 11-23.

précis, et le plus efficace de la prévention. De son développement dépend à l'évidence une grande réduction des peines et du coût.

La prédiction basée sur l'analyse des groupes sanguins concerne des produits de l'action des gènes. Il est devenu possible, depuis quelques années, de placer la médecine prédictive encore plus en amont au niveau même des gènes. La cartographie du génome humain est en effet en voie d'élaboration et l'on sait déjà repérer des gènes « anormaux » présidant à l'expression d'un grave désordre, une myopathie, l'hémophilie, une affection dégénérative du système nerveux, ou une maladie de l'hémoglobine.

La prédiction peut être conduite sur les cellules d'un fœtus, ce qui permet de prévoir avant la naissance des maladies qui ne se révèlent parfois que longtemps après. Les cellules fœtales sont prélevées par biopsie de l'une des enveloppes du fœtus (villosités choriales) ou par ponction du liquide amniotique. On peut en analyser les chromosomes ou les gènes. On peut aussi étudier la composition chimique du liquide amniotique dans lequel baigne le fœtus. Le repérage des gènes des cellules fœtales est fait en cassant leur acide désoxyribonucléique en petits fragments par des enzymes de restriction et en exposant chacun d'eux à une copie radioactive du gène délétère que l'on recherche. L'interaction de cette « sonde » artificielle avec l'acide nucléique naturel implique que le gène reconnu est anormal.

Le diagnostic prénatal permet ainsi d'éviter l'apparition de maladies héréditaires cruelles qui, au sein des familles atteintes, ont fait la souffrance des générations antérieures. Il permet aussi de soulager des populations particulièrement touchées par l'expression d'un gène délétère. En Écosse, en Irlande du Nord et au pays de Galles par exemple, les défauts de fermeture de la crête neurale sont particulièrement fréquents. Ils déterminent des malformations dramatiques chez le fœtus, *spina bifida* et anencéphalie, qui sont observées dans 8 naissances chez 1 000 couples. Le diagnostic prénatal de ces malformations peut se faire par la détection d'une protéine fœtale, l'alpha-fœto protéine, dans le liquide amniotique. Une politique de détection systématique reposant sur la recherche de l'alpha-fœto protéine à la dix-septième semaine de la grossesse a permis de déceler toutes les anencéphalies et de repérer les deux tiers des *spina bifida*.

La thalassémie est une anémie héréditaire frappant les populations des rivages et des îles du bassin méditerranéen. Cette maladie est très grave à l'état homozygote, c'est-à-dire lorsqu'elle est héritée des deux parents. Il n'est pas de village de l'archipel grec, de l'Italie du Sud, de Chypre, de Sicile et de Sardaigne, qui ne compte un ou plusieurs cas de thalassémies majeures, d'enfants condamnés à des hospitalisations répétées, à des transfusions sanguines rapprochées, à des traitements renouvelés, toujours purement substitutifs. Le gène de la thalassémie est repérable aux deuxième-troisième mois de la grossesse, et le développement de l'anémie de l'eau, comme l'évoque partiellement son nom, peut donc être enrayé.

Les maladies de l'hémoglobine épargnent la France, mais une autre maladie héréditaire y est fréquente, la mucoviscidose. On estime que 1 enfant sur 20 est atteint d'une mucoviscidose « mineure », hétérozygote. La mucoviscidose « majeure », avec ses graves symptômes pulmonaires et abdominaux, atteint un enfant sur 2 000. La recherche du gène de la mucoviscidose sur les cellules fœtales est désormais recommandée chez toutes les femmes qui ont eu le malheur de compter un cas majeur de mucoviscidose dans leur descendance.

Le diagnostic prénatal évite des souffrances physiques et affectives, mais pose des problèmes de morale difficiles. La légitimité de l'avortement est à nouveau au centre de l'interrogation. De nouvelles responsabilités découlent de l'information du couple et de sa famille. La découverte d'une translocation chromosomique, par exemple, conduit à en rechercher d'autres, même chez des collatéraux. Les sœurs d'un enfant atteint de myopathie de Duchenne peuvent être conductrices. Ne pas étendre le diagnostic prénatal à leurs enfants peut être source de drame, et les informer peut déclencher des réactions imprévues d'anxiété et de souffrance.

Mais l'efficacité du diagnostic prénatal est déjà démontrée. A Chypre et en Sardaigne, les budgets de santé publique sont déséquilibrés par le traitement des thalassémies majeures. « Si lourdement même que le traitement des thalassémies ne permet plus le traitement des autres maladies de l'enfant, curables celles-là. [...] En conséquence, les autorités médicales et médico-administratives de ces deux îles ont recommandé l'extension de la méthode de diagnostic prénatal et conseillé l'interruption de la grossesse dans le cas où le diagnostic d'une forme grave de la maladie est posé. Recommandations, conseils d'autant plus remarquables qu'il s'agit de populations très religieuses, catholique l'une, orthodoxe l'autre. La situation est plus poignante encore. Car un traitement institué à la naissance, la greffe de moelle osseuse, peut guérir ces enfants. Mais la greffe de moelle osseuse coûte 500 000 francs. De tels coûts interdisent, bien entendu, l'extension de la méthode salvatrice [8]. »

Les solutions imaginées devant un nouveau problème sont rarement définitives. De grands progrès découlent habituellement de nouvelles interrogations. La médecine « prédictive » est loin d'être une solution universelle ; elle sera d'ailleurs elle-même dépassée par une autre médecine, peut-être la médecine génétique, médecine des gènes proprement dits. Mais elle assure déjà, comme toute médecine préventive, des gains de souffrance et d'argent.

8. J. Bernard, *Et l'âme ? demande Brigitte*, Paris, Buchet-Chastel, 1987, p. 164.

CINQUIÈME PARTIE

LE SOURIRE DU SOIR

18. L'apprentissage de la vieillesse

Le vieux rêve des hommes a été peint par Lucas Cranach, sur une toile qui appartient aujourd'hui au musée Dalhem de Berlin. Une fontaine de jouvence jaillit dans une clairière. Comme Jupiter l'avait souhaité pour son épouse Junon, un seul bain suffit pour rajeunir : ce sont des femmes vieilles et impotentes qui entrent dans l'eau claire et des femmes séduisantes, sans rides, sans gibbosité et sans cheveux blancs qui en sortent.

D'autres procédés de rajeunissement furent recherchés à défaut de fontaine. De la Rome antique jusqu'à la Renaissance, l'ingestion de sang frais parut efficace. Un pape, Innocent VIII, aurait même massacré en 1492 trois jeunes garçons pour en extraire le sang qu'il pensait nécessaire à sa survie. Des bains de lait d'ânesse furent préconisés par les courtisanes de la Renaissance et des bains de champagne par les cocottes du début de ce siècle. L'inhalation du souffle de jeunes vierges a été prescrite par des médecins illustres tels Galien, Paul d'Égine et Herman Boerhaave. Un médecin du XIVe siècle, Arnold de Villanova, prescrit tous les 7 ans un traitement de « régénération » composé d'infusions, d'emplâtres, de bains et de concoctions fabuleuses. Il faut tout faire « pour conserver les plaisirs qui jaillissent de cette terre et du soleil qui éclaire ses peines ; même s'allier avec le diable [1] ».

Les méthodes rajeunissantes du XXe siècle, malgré leurs tournures scientifiques, ne font rien de plus. Le sérum de jouvence du

---

1. P. A. Bastenie, *Le Vieillissement et les Nouvelles Sources de jeunesse*, Paris, Flammarion, 1983.

docteur Alexandre Bogomoletz, par exemple, un sérum de lapin inoculé au préalable avec de la moelle osseuse ou de la rate d'homme jeune, n'a aucun effet. La « thérapie cellulaire » de Paul Niehans en Suisse, consistant à injecter des cellules fraîches d'embryon d'agneau, attire de nombreuses personnalités et de nombreux clients, mais est inactive. En 1930, S. Voroff, directeur du laboratoire de chirurgie expérimentale du Collège de France, reprend les idées de Brown-Séquard, son prédécesseur dans cette illustre maison. Par « la greffe testiculaire du singe à l'homme », il prétend obtenir « des améliorations de l'acuité de l'esprit, du bien-être général, de la vue, la normalisation de la pression sanguine, de la fonction sexuelle, de l'élasticité de la peau [et parfois même...] la repousse des cheveux ». Les lois élémentaires de l'immunité cellulaire ne sont pas le moindrement respectées. Les résultats sur le vieillissement sont d'ailleurs nuls. En 1951, une endocrinologue roumaine, Anna Aslan, propose un nouveau remède, chimique cette fois. Il s'agit d'un mélange d'acide para-amino-benzoïque et de procaïne à 2 %, baptisé GH 3 ou Gérovital. Le succès est considérable, affirmé par des milliers de traitements, encore nombreux chez les grands de ce monde. Le Gérovital soulagerait les douleurs de l'arthrose, redonnerait de l'énergie et augmenterait la longévité. La procaïne a des effets antidépresseurs et analgésiques bien connus des pharmacologues, qui peuvent expliquer l'action bénéfique du produit sur l'état général. Mais le produit n'est que forfanterie sur la durée de la vie. Les résultats expérimentaux sont incertains et non reproductibles. Des enquêtes humaines objectives ne permettent pas de conclure. « L'activité du Gérovital est subordonnée à l'imagination de celui qui le reçoit[2]. »

Les charlatans, les vendeurs d'illusions et les naïfs qui les gobent, ne durent que le temps de l'ignorance. La marge de l'imaginaire régresse avec l'affirmation du progrès scientifique. La médecine a commencé avec des prières, des mythes et de la magie. Le charlatanisme avait libre cours. Les médecins de Molière, impuissants, étaient encore des hâbleurs. L'acquisition de l'effica-

2. R. Walford, *La Vie la plus longue*, Paris, R. Laffont, 1984, p. 37.

cité médicale tend naturellement à chasser l'imposture. Les antibiotiques ont privé les rebouteux de leurs tuberculoses et les médicaments psychotropes ont retiré les hystériques des mains des radiesthésistes. Demain, la thérapeutique anticancéreuse soustraira définitivement les cancers des rhabdomanciens et autres radaristes. Demain, aussi, la gériatrie privera les médecins marrons de leurs dernières gasconnades et fera tomber en désuétude toute tentative de revigoration parallèle.

La tricherie ne résiste pas aux avances de la science. Les hommes savent que c'est à la médecine et non à des mythes qu'ils doivent leurs progrès de longévité. Ils réaliseront peut-être bientôt que la science et la médecine peuvent aussi aider à dominer les effets pervers du progrès.

Rien n'ira sans mal chez les camarades du soir. Les beaux progrès de la biologie du vieillissement ne donneront sans doute pas lieu à une médecine gériatrique puissante avant plusieurs décennies. La recherche est trop concentrée sur les grands mécanismes de la morbidité et de la mortalité contemporaine, sur des maladies nouvelles telles que les infections à rétrovirus, pour être concernée par ce qui paraît surtout une usure inéluctable. Les hommes et les femmes se plaisent sans doute à atteindre un grand âge, inespéré lors de leur naissance, qui leur permet de s'émouvoir de leur descendance, de s'émerveiller ou de redouter des événements qu'ils n'auraient jamais osé prévoir. Mais les contreparties sont lourdes, avec la hantise de la décrépitude et la menace d'exclusion sociale. Intolérables même pour certains qui ne peuvent admettre que les ravages du temps altèrent le moule intérieur mis en place si précautionneusement durant la vie active. Chateaubriand a dressé un constat d'échec dès les premières augmentations de la durée de la vie humaine : « En ce temps-là, la vieillesse était une dignité, aujourd'hui, elle est une charge[3]. » La

3. F. R. de Chateaubriand, *Mémoires d'outre-tombe*, livre I, chap. 4, 4.

prémonition est peut-être même inférieure à la réalité ; les générations qui atteindront le troisième âge à la fin de ce siècle seront menacées d'une double précarité. Au processus de sénescence évoluant sans contrainte s'ajouteront de durs tourments médicaux, ceux qu'impliqueront demain les traitements des maladies qui ne seront pas encore complètement maîtrisées. D'une chimiothérapie anticancéreuse, par exemple, que la récidive du cancer fait répéter à intervalles de temps réguliers ou des avatars de greffes de cellules embryonnaires dans le cerveau de patients atteints de maladie de Parkinson, d'épilepsie ou de maladie d'Alzheimer, telles qu'en conçoit aujourd'hui le biologiste suédois Anders Björklund ?

Deux certitudes peuvent être opposées à l'amertume de l'entreprise humaine et au désespoir de la condition humaine. Deux espérances qui aident à supporter les cahots de la route du soir. La première est la foi en la réussite de l'homme. Personne ne peut douter que la qualité de la vie humaine ne soit supérieure à celle de nos aïeux et que celle-là fût préférable à celle d'ancêtres plus lointains. Personne ne peut douter que les recherches du présent n'aboutissent à des innovations salutaires. Les régressions de l'humanité n'ont jamais été durables. Ce sont des accidents de mise en route, des accidents de parcours et non des indices d'involution culturelle durable. Le progrès est une résultante commune à toutes les civilisations. Aucune raison ne permet de douter des prévisions extraordinaires de la biologie contemporaine. Aux esprits chagrins qui prévoient que ces belles espérances vont être balayées par des maladies nouvelles inconnues de nos jours, par des nouveaux SIDA, on peut répondre que des progrès nés des progrès auront un jour raison de ces difficultés imprévues. L'évolution de la médecine en une gériatrie éclairée, telle qu'elle a été décrite dans ce livre, est certaine. L'incertitude du délai d'application et les souffrances intermédiaires deviennent alors acceptables comme faisant partie du tribut que les hommes doivent payer pour améliorer le destin de leur espèce. La maladie et la souffrance deviennent tolérables lorsqu'elles sont considérées comme de simples indicateurs chronologiques de la progression de l'intelligence humaine. Leur acceptation devient un acte de foi dans l'avenir de l'homme.

La deuxième cause d'espérance vient du concert d'opinion qui émane de la prévision scientifique : les délais nécessaires à une prolongation substantielle de la durée de la vie humaine sont très incertains, mais le fond du pronostic est peu discuté. Les hommes, instruits par leurs médecins et leurs biologistes de l'évolution prochaine ou proche de leur longévité, peuvent prévoir, s'adapter à cette éventualité. Pas seulement par la mise en place d'hôpitaux et d'asiles du troisième âge, d'une ligne budgétaire spécifiquement consacrée à la vieillesse dans le budget social de la nation, d'un ensemble de mesures visant à remédier à l'exclusion sociale des vieillards, comme cela vient d'être fait. Il faut de plus de l'imagination, l'imagination que Proust estimait nécessaire pour comprendre la vieillesse. « Il en est de la vieillesse comme de la mort. Quelques-uns les affrontent avec indifférence, non pas parce qu'ils ont plus de courage que les autres, mais parce qu'ils ont moins d'imagination [4]. »

La première précaution à prendre concerne la vie de l'esprit. La longévité peut permettre une nouvelle plage d'activité consacrée à la poursuite d'une œuvre professionnelle, à la reprise d'une passion oubliée dans l'adolescence, ou à un nouveau talent. On a pensé naguère qu'un certain degré de gâtisme était inéluctable au fur et à mesure que le vieillissement s'accentue, on s'imaginait en somme que les neurones se rigidifient aussi inéluctablement que les cartilages ostéo-articulaires. La réalité apparaît aujourd'hui différente.

Le cerveau devient fragile et vulnérable. « Il faut peu de chose, reconnaissent les spécialistes, pour provoquer un état confusionnel chez une personne âgée, et il n'est pas difficile d'aggraver une détérioration par des soins mal conduits ou une attitude défa-

4. M. Proust, *A la recherche du temps perdu. A l'ombre des jeunes filles en fleurs*, Paris, Gallimard, 1927.

vorable[5]. » Mais le déclin des fonctions mentales n'est pas inéluctable. La grande démence n'est pas une fatalité, mais peut être une maladie à expression tardive, potentiellement curable et favorisée par une hérédité particulière. La pensée ne disparaît pas avec le temps. Elle change de tournure et d'envergure : le besoin d'analyse laisse place au pouvoir de synthèse et l'observation au jugement. La pensée devient peut-être plus intelligente. « Tout homme en état de santé et de bien-être, se trouvant dans des conditions sociales et économiques normales, ne vieillira pas psychologiquement d'une façon négative, mais se développera jusqu'à la mort, c'est-à-dire jusqu'au point parfait de la vie[6]. »

Le succès de la vieillesse a de longues racines qui commencent à la vie adulte, voire avant. Les violons d'Ingres, les passions du soir sont les fruits de longues préparations, parfois amorcées pendant l'enfance. En préparant des divertissements tardifs, les cerveaux augmentent leurs performances et s'opposent en quelque sorte à la menace de la sclérose. « En vieillissant, les hommes doivent se préparer à devenir des explorateurs[7] », disait T. S. Eliot. L'une des plus nobles tâches de la gériatrie d'aujourd'hui est de prendre en charge la prévention du vieillissement cérébral. Quelques médecins et biologistes occupent remarquablement leurs retraites par des activités préparées depuis de longues années. Leur volonté, en partie liée à leur savoir, a merveilleusement réussi. L'un compose des poèmes, l'autre peint, le troisième relie sa bibliothèque. Ailleurs, le temps de retraite sert à la mise en pages d'un drame sociophilosophique ou d'un opéra. Chez ceux qui se sont engagés dans l'écriture, parfois avec autant de passion que dans la médecine, la pensée et le verbe gagnent en ampleur et en pureté à chaque nouvelle œuvre. Certains recherchent des dépaysements, des voyages, tel le biologiste du vieillissement Roy Walford qui veut se retirer en Égypte, « descendre le Nil vers les

5. J. Vignalou, « Vieillissement et prévention », *Centre international de gérontologie sociale*, Paris, 1980, p. 79.
6. M. Aveni Casucci, *op. cit.*, p. 102.
7. Cité par R. Walford, *op. cit.*

temples d'Abou-Simbel et de Louqsor, séjour d'Anubis, dieu des mondes souterrains [8] ».

La puissance du divertissement tardif est fonction de l'instruction, de l'activité intellectuelle exercée pendant la vie active. Elle est nécessairement conditionnée par les écarts de la répartition des richesses. Le débat sur l'égalité des chances devant la médecine et la santé, si souvent abordé dans les réflexions sur l'organisation de la protection sociale, se prolonge dans les gains de longévité qui sont devant nous. L'accroissement de l'éducation, le renforcement de l'apprentissage, sont les clefs de réussite de la vieillesse. Les défis de la vie active ne sont pas les seules justifications de l'effort de formation qu'il faut entreprendre. Ceux du soir de la vie humaine le sont tout autant, mais sont encore oubliés des dirigeants, tous accaparés par le présent et oublieux de l'avenir.

« Ce que les hommes craignent n'est pas la vieillesse, mais la maladie [9] », écrivait Alexis Carrel. La gériatrie redonne de l'actualité à ces propos. On peut en effet vieillir sans subir de déchéance viscérale majeure. Un trouble bruyant est le plus souvent l'expression tardive d'un processus pathologique chronique ayant évolué à bas bruit. Les artères, par exemple, perdent leur souplesse en vieillissant, mais pas au point de provoquer inéluctablement une baisse du débit sanguin cérébral (d'où des troubles psychiques) ou une baisse du débit cardiaque. Si ces deux phénomènes surviennent, avec les manifestations fonctionnelles qui leur sont inhérentes, c'est que des lésions artérielles (de l'athérome) se sont surimposées à la sclérose sénile. Il n'y a pas, contrairement à ce qui est souvent dit, de pathologie artérielle du vieillissement. Cette donnée, affirmée par de nombreuses études statistiques, est essentielle, car elle démontre que l'on peut espérer pouvoir éviter ou au moins réduire par des mesures de prévention appropriées la pathologie organique de la vieillesse, à l'instar du déclin cérébral. La gériatrie

8. R. Walford, *op. cit.*, p. 222.
9. A. Carrel, *op. cit.*

préventive se confond avec la médecine de l'âge adulte, voire de l'adolescence. Et les adultes doivent apprendre à se mettre à l'abri des menaces lentes qui compromettent leur vieillesse.

Les « facteurs de risque artériel » sont désormais parfaitement identifiés. Tous, l'hypertension artérielle, l'hypercholestérolémie et le tabagisme, sont susceptibles d'être prévenus. Une étude américaine, poursuivie pendant 6 ans sur 335 sujets atteints d'athérosclérose coronarienne, a montré l'effet des mesures préventives ; dans le groupe suivant les conseils diététiques et thérapeutiques, la mortalité moyenne en 6 ans fut de 21 $^0/_{00}$; dans le groupe des malades indifférents à la médecine, de 221 $^0/_{00}$. Une autre investigation, menée pendant dix ans sur environ 10 000 malades finlandais, a donné des résultats identiques : la modification des habitudes alimentaires, avec réduction des graisses d'origine animale et augmentation des graisses « polyinsaturées » d'origine végétale, a diminué de moitié la mortalité par crise cardiaque. Même résultat en Belgique où la différence linguistique a servi la médecine : la fréquence et la gravité des affections coronariennes sont plus faibles chez les Flamands que chez les Wallons ; or les premiers ont suivi les conseils de prévention, mais non les seconds [10].

La prévention comprend évidemment l'éradication des toxiques cancérigènes, l'alcool et le tabac. Mais aussi, ce qui est moins bien connu, l'ostéoporose, les troubles articulaires et ceux de la statique vertébrale. Des mesures simples d'exercices physiques et de correction, des précautions d'hygiène alimentaire pour éviter l'embonpoint, entreprises à l'âge adulte, peuvent prévenir les pires accidents de la vieillesse invalidants et douloureux.

Chez les personnes âgées, la proportion d'affections ignorées varie de 30 à 70 %. Une étude a mis en évidence des états pathologiques chez 70 % d'individus âgés de plus de 65 ans qui se croyaient en bonne santé.

Dans un quart ou un tiers des cas pathologiques identifiés, le traitement a été suivi d'amélioration ou de guérison. Une enquête a montré que 16 % des personnes âgées de plus de 65 ans ne

10. J. Vignalou, *op. cit.*, p. 76-78.

voient jamais un médecin et cette proportion atteint 21 % lorsqu'elles sont isolées. La tâche de prévention doit donc être poursuivie chez les personnes âgées avec une généralisation des examens de santé chez les vieillards, une orientation spécifique des dispensaires et des centres de santé, et une information de la population et des médecins.

19. L'aide de la société

L'avertissement millénaire, « Tu te lèveras devant une tête chenue, tu honoreras la personne du vieillard et tu craindras ton Dieu [1] », ne doit plus être oublié.

Il a été expliqué comment la médecine peut prétendre assurer aux hommes une longue vieillesse débarrassée de tourments physiques majeurs. Les mesures financières permettant cet effort spécifique ont été soulignées. Les grands principes de la transformation nécessaire, clairement définis dans des plaidoyers gériatriques récents, sont indiqués dans les lignes qui suivent. Avec l'augmentation de la durée de la vie humaine, la société et les médecins ont acquis de nouveaux devoirs.

L'obligation de la société.

. La compétition industrielle multiplie les motifs et les circonstances d'exclusion. Les individus, les ethnies, les congrégations s'opposant ou négligeant le courant de productivité, sont écartés par une société avide de réussite. Tout concourt à placer les vieillards en première position parmi les exclus. La dégradation de leur rendement déplaît aux milieux professionnels. Des contraintes de

---

1. Lévitique 19,32.

productivité et le désir de mieux vivre les rendent exaspérants à leur milieu familial. La détérioration de leur santé irrite les gériatres. Les personnes âgées sont devenues des charges indues pour tous ceux qui sont responsables du rendement de la société, de sa productivité. L'exclusion professionnelle, montrant qu'il n'est de considération pour les hommes que tant qu'ils sont « hommes-machines », est source d'humiliation. L'exclusion familiale laisse l'homme âgé le plus cruellement seul devant son destin. L'exclusion médicale prépare des agonies atroces.

La destruction ou la neutralisation de ces mécanismes d'exclusion est la tâche primordiale d'une société vieillissante. 10 %, bientôt 15 % d'une population, plutôt que d'être renvoyés, peuvent encore servir leur communauté. La réinsertion des personnes âgées à la société est étape limitante des réussites extérieures et intérieures.

« La famille est (sans doute) l'environnement naturel des personnes âgées[2] », comme l'affirme la gériatrie sociale contemporaine. Surtout pour ceux que la solitude accable le plus : vieilles personnes privées de leur conjoint, vieillards dépourvus d'autonomie physique, ou femmes entrées dans la solitude au terme d'une existence exclusivement consacrée à la gestion de leur foyer. Mais la dissipation de la famille inhérente à l'industrialisation s'oppose à une politique d'intégration qui cherche plus à faire resurgir les mœurs d'un passé perdu qu'à s'adapter à l'évolution des temps présents. Il faut tenir compte de l'éclatement du *nucleus* familial. L'art de la famille de cette fin du XXᵉ siècle consiste à assurer à ses aïeux des contacts, éphémères et intermittents par nécessité, mais profonds et chaleureux. « La qualité de la vie au troisième âge est liée à des relations intrafamiliales de fréquence modérée (mais d'excellente qualité) plutôt qu'à des relations intrafamiliales fréquentes (mais de qualité médiocre). La qualité de la vie à la retraite dépend beaucoup plus de la participation sociale à l'extérieur de la famille que des contacts intrafamiliaux[3]. » La

2. « Vieillissement de la société. Vieillissement de l'homme », *Centre international de gérontologie sociale*, Paris, 1985.
3. V. Lehr, « Désinsertion des personnes âgées : risque ou réalité ? », *La Vie en plus*, Centre international de gérontologie sociale, Paris, 1984, p. 273-277.

diversification des rencontres extrafamiliales tend à s'opposer à la stéréotypie sénile, à l'emprisonnement des vieillards dans leur histoire intérieure et à l'imperceptibilité du présent. En s'éveillant à leur environnement, les vieillards oublient la fuite du temps. Par ailleurs, les relations des vieillards avec les jeunes générations s'en trouvent naturellement améliorées. « La participation sociale extrafamiliale contribue de façon positive aux contacts sociaux intrafamiliaux[4]. »

La densité et la qualité du réseau de relations extrafamiliales dépendent de l'activité de relation développée pendant la vie active. La qualité d'une retraite est fonction de la position sociale, culturelle et financière acquise lors du temps de travail : l'ouverture est plus facile chez les hommes que chez les femmes, chez les intellectuels que chez les travailleurs manuels, chez les riches que chez les pauvres. La disparité de la société active se prolonge dans la société mise au repos. La destruction des phénomènes sociaux d'exclusion est affaire individuelle.

Une véritable prévention du vieillissement peut être mise en place pendant la vie active. Une femme peut apprendre tôt que « centrer toute sa vie sur ses enfants ne doit pas être considéré comme un comportement normal ou idéal au troisième âge[5] ». L'heuristique des loisirs ne cesse pas brusquement le jour de la retraite. « La télévision n'a pas résolu le problème des personnes âgées... Elle a entravé leur vie sociale[6]. » Une retraite doit être prévue là où le réseau social est le plus dense. L'exode rural des personnes âgées a été populaire, mais tend à faiblir : l'animation de la ville, l'entretien de relations, même éparses, avec quelque parent travailleur, peuvent être plus déridants que l'isolement de la campagne.

La réussite de l'intégration sociale des personnes âgées dépend de la mise en place d'un double courant d'entraide réciproque, la

---

4. R.J. Van Zonneveld, « Facteurs physiques de désinsertion des personnes âgées », *La Vie en plus, op. cit.*, p. 279-283.

5. L. Rosenmayr, « Évolution socioculturelle des relations entre la famille et ses membres âgés », *Mieux vivre pour bien vieillir*, Centre international de gérontologie sociale, Paris, 1984, t. II, p. 51-67.

6. G.P. Gresci, « Vivre avec les siens ? », *La Vie en plus, op. cit.*, p. 55-57.

cité intégrant ses vieillards à la vie active et ceux-ci participant au développement de leur collectivité accueillante. Les personnes âgées peuvent accomplir une grande œuvre de solidarité qui apaise les détresses, et aide à contenir le coût de la santé. Le troisième âge peut venir au secours du quatrième âge. Des personnes pourtant âgées, septuagénaires, peuvent conférer un grand bien-être à des personnes moins valides, ayant 10 ans de plus, en contribuant à leurs soins médicaux et à leurs relations affectives. Et cela sans mobiliser les générations plus jeunes qui sont laissées à leurs tâches productives, donc sans diminuer le capital de la société. Il est peut-être excessif d'espérer que le développement de cette solidarité soit un moyen d'équilibrage décisif du budget social de la nation, ainsi que quelques économistes le prétendent[7]. Mais cette assistance constitue une aide à l'épargne.

Une société qui intègre ses membres âgés dans ses systèmes de conseil et de décision bénéficie de leur expérience et de leur jugement. Elle se trouve également apte à les remercier de leurs actes d'assistance et de solidarité. Les décisions d'adaptation d'une société à ses changements démographiques sont aidées par les sentiments de personnes vieillissantes dont les conceptions diffèrent de celles des membres actifs de la société. Notre univers a été conçu *par* et *pour* des individus adultes, solides et laborieux, sans tenir compte de la population vieillie (qui ne constituait qu'une faible fraction de la société lorsque les principales décisions ont été prises). Admettre des sujets âgés dans les centres de décision et de conseil permet de remédier à certaines conditions pratiques de la vie, bonnes pour une société jeune mais cruelles pour une société vieillie. Notre société n'a pas tenu compte de ses générations vieillies dans nombre de ses décisions et de ses comportements. La voix des personnes âgées est indispensable pour faire naître les corrections nécessaires. En somme, les relations qu'eurent autrefois les vieillards dans leur famille sont transposées à la société dans son ensemble. Ils coopèrent à l'activité communautaire, prodiguent leurs conseils et font profiter de leur expérience. « Leur comporte-

---

7. J. de Kervasdoué, « *La crise financière de la Sécurité sociale conduira à de nouvelles formes de solidarité* », *op. cit.*, p. 10-16.

ment, leur rôle, écrit R. Walford, n'est pas étayé par une condition ou un statut, mais remplit néanmoins une fonction sociale[8]. » La société, en retour, les considère comme des membres à part entière. Leur participation à la vie et au développement de la société est la première obligation de son nouveau code.

Le devoir des médecins.

Les personnes âgées seraient trop soignées et l'acharnement thérapeutique qu'on déploierait pour prolonger leur vie serait une cause de dépense inutile. « Il faut arrêter les soins coûteux au-delà d'un certain âge[9] », réclame P. Milliez.

Il y a deux façons de transformer un hôpital de « long séjour » en mouroir. La première consiste, par une réanimation intensive, à prolonger la vie de malheureux agonisants. La seconde est de faire en sorte que la pratique médicale, ou plus précisément l'absence de cette pratique, devienne délétère. L'expérience montre que la seconde éventualité est plus fréquente et plus redoutable que la première. La thérapeutique côtoie en effet beaucoup plus souvent l'indifférence et l'abandon que l'acharnement thérapeutique. Dans les hospices pour malades chroniques, l'insuffisance de soins (par négligence ou, ce qui revient au même, par insuffisance de bras soignants) condamne aux souffrances du grabat. La médecine a ses forces d'exclusion propres qui conduisent à la mort. Aux maladies les plus graves (démence, dépression, incontinence) s'ajoutent inéluctablement les complications propres à l'alitement, les escarres, les infections urinaires ou la cachexie. « De la qualité de la vie dépend celle de la mort[10]. » La moindre indifférence devant les complications de la vieillesse peut faire le lit d'agonies atroces. Les

8. R. Walford, *op. cit.*, p. 207.
9. P. Milliez, « Au-delà d'un certain âge, il faut arrêter les soins », *Le Nouvel Observateur*, 6-12 février 1987, p. 73.
10. J. Dauverchain, « Vieillissement de la société, vieillissement de l'homme », *Centre international de gérontologie sociale*, Paris, 1984, p. 55.

critères de qualité des hôpitaux gériatriques chroniques sont ainsi formulables : la qualité des gestes d'assistance dépend du temps qui y est consacré, de l'importance de l'aide infirmière.

Dans les hôpitaux dits de « moyen séjour », le même écueil doit être évité et les évolutions morbides vers la chronicité soigneusement prévenues. Ce qui signifie que les traitements concourant à assurer l'autonomie des vieillards ne doivent pas être récusés sous prétexte de l'âge. Mieux vaut l'implantation d'un *pace-maker* qu'une régularisation médicamenteuse incertaine du rythme cardiaque, et mieux vaut la mise en place d'une prothèse de la hanche que l'immobilisation. « Il faut lutter contre le concept d'involution [...] menant à une démission coupable liée à la fatalité [11]. »

L'hospitalisation gériatrique ne peut être spécialisée au point d'être coupée de l'hospitalisation adulte. Les centres gériatriques du territoire national, déjà nombreux, ne méritent pas tant d'être multipliés que d'être réaménagés pour adhérer aux règles d'humanité et d'efficacité de la médecine gériatrique.

Les soins courants, le traitement des petits maux ou des affections de moyenne gravité, sont assurables à domicile, contrairement à ce que l'on a souvent estimé. Des gains de moral et des réductions, parfois considérables, du coût de la santé en dépendent. L'assistance médicale infirmière et sociale à domicile mérite autant d'attention que l'hospitalisation ; la participation familiale est le meilleur complément.

La gériatrie moderne n'a pas fait qu'ériger des règles thérapeutiques. Elle a aussi su définir des préceptes de prévention concernant à la fois la médecine et la société. « La mission du gérontologue est de prévenir le phénomène de vieillissement [...] de le retarder, le rendre acceptable pour l'individu et pour les autres [12]. » Les hommes se sont donné les moyens d'accéder à la vieillesse sans savoir ce qu'est la vieillesse. Les conséquences physiques et sociales de la longévité, insidieuses pour la plupart, ne sont pas

---

11. J.-P. Aquino, « Le processus biologique du vieillissement », *Xe Conférence internationale de gérontologie sociale*, Deauville, CIGS, p. 175-185.

12. G. Lambert, « Apport de la gérontologie à une politique de prévention », *Vieillissement et Prévention*, Centre international de gérontologie sociale, Paris, 1980, p. 45-58.

perçues de nombre de citoyens, et les procédés d'amendement leur échappent. Il a été expliqué à plusieurs reprises que la pathologie de la sénescence dépend à la fois du processus de vieillissement et de véritables maladies, naguère imputées à l'âge, mais qui paraissent aujourd'hui des entités morbides définies ayant pour caractéristique de survenir tardivement. L'insuffisance cardiaque « sénile » est en réalité secondaire à l'artériosclérose, comme la démence « sénile » paraît être une affection autonome. On conçoit que des possibilités insoupçonnées de prévention dépendent de cette interprétation. Des précautions particulières vis-à-vis de certaines conditions de travail peuvent éviter de graves maladies survenant après la soixantaine. Les dangers d'une alimentation déséquilibrée et des intoxications, quelle qu'en soit la nature, doivent être clairement situés dans une optique gériatrique : les bénéfices de la médecine du présent seront perçus demain. Les hommes doivent apprendre à se protéger et à se stimuler jusqu'au soir de leur vie grâce à la participation conjointe de médecins à l'âge adulte et de médecins gérontologues. Grâce aussi à une politique d'information abordant les relations générales des personnes vieillissantes et de la société. Des efforts de prévention strictement médicale s'épanouissent dans une collectivité préparée à recevoir ses vieux. Non seulement la société doit apprendre les règles de leur accueil, mais chaque individu vieillissant doit savoir comment se préparer à son destin.

Une volonté sociale spécifique est nécessaire à l'implantation de services sanitaires et sociaux d'aide à domicile, souvent confrontés à des difficultés physiques et émotionnelles rebutantes, et à la participation de médecins généreux. Il faut savoir aider ceux qui aident.

D'un autre côté, tout individu prenant de l'âge peut apprendre à se maintenir à un niveau élevé de participation sociale, comme il a été indiqué précédemment. Des campagnes d'information, des conseils d'aide sociale, peuvent convaincre de la nécessité de prendre en main sa propre santé physique et intellectuelle. D'assurer l' « autogestion de sa santé », selon l'heureuse expression d'Elmer Otte[13]. Les gériatres doivent aboutir à ce que la

---

13. E. Otte, « L'autogestion en gérontologie », *La Vie en plus*, Centre international de gérontologie sociale, Paris, 1984, p. 121-129.

société tout entière se mobilise pour faire face à l'usure. L'entraide peut être organisée au sein même de la communauté vieillissante.

« Chaque vieillard peut être *donneur* et *receveur* de soins et de services »... participant à un système de troc (sans argent) de services et de compétences, à l'instar de ceux de certains organismes confessionnels.

De la théorie à la pratique.

Les bases de la pratique gériatrique sont clairement formulables et universellement reconnues, mais qu'en est-il de leur mise en jeu dans notre univers vieillissant ? En France d'abord, où le nombre de sujets de plus de 80 ans dépasse 1 700 000 en 1985 et atteindra 2 600 000 en 2050 ? Où, dès aujourd'hui, 300 000 personnes de plus de 60 ans privées d'autonomie et d'aide sont déjà dans des maisons de retraite, alors que 150 000 sont à l'hôpital et 100 000 dans des « logements-foyers [14] ».

Les problèmes gériatriques ont ému les pouvoirs publics, surtout au cours des 10 dernières années. Des aides importantes ont été consenties. Mais sont-elles suffisantes ? Comment l'avenir se présente-t-il ?

« Plus de 40 000 nouvelles places de cure médicale ont été créées depuis 5 ans, portant leur nombre total à 52 000. Plus de 1 000 places supplémentaires d'accueil temporaire ont été créées. Dans le cadre du programme " Alternatives à l'hospitalisation ", 15 opérations pilotes pour l'accueil des personnes âgées ayant perdu leur autonomie ont été lancées. 79 000 lits d'hospice, dont 12 000 lits de séjour, ont été transformés [15]. » En 3 ans, l'Assistance publique de Paris a augmenté de 840 ses lits d'accueil pour personnes âgées invalides : 8 494 lits sont au total disponibles pour

14. J. Dauverchain, « Propos sur la gérontologie. Son devenir », *Colloque du Sénat sur la gérontologie*, 1986 (sous presse).
15. M. Lecourt, *Panorama du médecin*, 19 février 1985.

les habitants de Paris et de sa banlieue ; le remodelage prévu par son nouveau « plan directeur » prévoit une augmentation supplémentaire de lits gériatriques pour les toutes prochaines années. Un crédit de 339 millions de francs a été inscrit dans le budget 1987 pour l'humanisation des hospices, ce qui représente une augmentation de 39 % par rapport à l'année précédente. Par ailleurs, il est prévu de faire un gros effort pour médicaliser les maisons de retraite, et développer à la fois les hôpitaux de « long séjour » et les soins à domicile [16]. Enfin, l'administration des hôpitaux de Paris vient de lancer une vaste consultation auprès des architectes français et étrangers pour recueillir projets et idées améliorant le cadre de vie des personnes âgées, hébergées en institution, introduisant la chaleur de l'accueil qui manque encore si souvent [17].

« Le nombre des services de soins infirmiers à domicile, de 3 000 en 1981, est passé à plus de 22 000 en 1985 (ces services emploient 967 infirmières et 2 160 aides-soignantes. 100 000 personnes âgées sont prises en charge chaque année). Il en a été de même pour l'aide ménagère dont les dépenses sont passées de 1,7 milliard de francs en 1981 à 4 milliards, et le nombre de bénéficiaires de 320 000 à près de 500 000 [18]. » Des aides à l'amélioration de l'habitat ont été développées et des « services de voisinage » (repas à domicile, transport en zone rurale, services de garde, systèmes de télé-alarmes) ont été promus.

Le bilan est malheureusement insuffisant et la théorie et la pratique séparées par un terrible fossé de misère. Quelque 150 000 lits supplémentaires pour longue et moyenne durées sont à aménager. A Paris, l'insuffisance de lits gériatriques est criante : 1 500 personnes attendent une possibilité de placement prolongé et le délai d'attente peut atteindre des semaines, voire des mois ; l'équipement médical et l'assistance infirmière sont notoirement insuffisants. L'aide à domicile est sous-développée : « En Ile-de-France, 96 % des personnes âgées, soit 1 112 500, vivent à leur domicile... Un tiers d'entre elles vivent seules et sans enfant à

---

16. Ph. Roy, *Le Quotidien du médecin*, 4 février 1987, p. 19.
17. *Le Quotidien du médecin*, 21 novembre 1986.
18. D. Guillermou, *Impact médecin*, 14 décembre 1985, p. 32.

proximité. En outre, la moitié des personnes âgées déclarent ne recevoir aucune visite quotidienne d'amis, de parents ou de voisins. Pourtant 50 000 individus seulement disposent d'une aide ménagère ; 100 000 autres souhaiteraient en bénéficier. Les personnes âgées ignorent en outre les services susceptibles de faciliter leur vie quotidienne. D'autre part, le manque de coordination entre les différents services de soins à domicile, d'aide ménagère ou de garde-malade, empêche trop fréquemment de fournir rapidement une réponse adéquate aux personnes âgées, quels que soient d'ailleurs leurs revenus. » « Une personne, rapporte un journaliste, a dû attendre deux mois avant de trouver une aide ménagère [19]. » La procédure de placement des personnes âgées dans un service de long séjour, dénonce un autre, est un casse-tête administratif impliquant une attente de plusieurs semaines, voire de plusieurs mois ; 13 mois de délai ne sont pas exceptionnels, alors que 8 jours suffisent habituellement aux adultes [20].

La politique gériatrique nationale est malheureusement balbutiante. Un secrétariat d'État aux Personnes âgées n'est pas maintenu par tous les gouvernements. La comptabilité proprement gériatrique n'est pas isolée, au sein de la Sécurité sociale, des autres coûts sociaux, ce qui aboutit souvent à confondre l'accessoire et l'essentiel. Pourtant, ainsi qu'il a été expliqué précédemment, des restrictions sur l'accessoire suffiraient à garantir l'essentiel, dont les dépenses gériatriques. Les efforts d'instruction n'ont pas commencé. La recherche gériatrique est infime, alors que la diversité du vieillissement la rend indispensable, alors que surtout se font jour les premières possibilités techniques de prévention et d'atténuation médicamenteuse de l'usure du temps.

19. D. Guillermou, *Impact médecin*, 14 décembre 1985, p. 32.
20. R. Jainin, *Le Généraliste*, 28 janvier 1986, p. 22.

20. Une nouvelle priorité

Les souffles contraires du yin et du yang agitent l'âme de chaque homme, le rapprochant de Dieu ou du diable, faisant de lui un être indéfinissable, capable du meilleur comme du pire.

La médecine contemporaine est imprégnée de cette ambiguïté fondamentale qui caractérise l'activité humaine. Tant qu'elle fut inopérante, elle resta en arrière de l'événement, n'influençant guère l'histoire. Elle n'intervenait que pour retarder la mort ou soulager les tourments physiques. Elle n'avait de rôle ni dans l'élaboration des valeurs morales ni dans l'organisation sociale.

Notre médecine, devenue puissante, perturbe l'ordre social et l'ordre moral et génère ses propres douleurs. En quelques dizaines d'années, elle a bousculé un calme millénaire, conditionnant dans une grande mesure la richesse des nations, déterminant la qualité et la longueur de la vie humaine et intervenant dans les étapes essentielles de la vie, procréation, naissance, sexualité, et dans la mort. Mais, en même temps que ses recettes de bonheur, elle apporte son cortège de nuisances. Cadeau empoisonné, elle paraît avoir mûri dans la jarre de Pandore. La médecine prétendrait désormais, par une victoire absolue sur les maladies, nous mener jusqu'à notre mort naturelle, endormissement doux, épuisement serein de toute vie biologique. Mais quel médecin peut certifier que notre fin s'accomplira bientôt selon une entropie régulière et que la quiétude terminale sera la même pour tous ? Quelle confiance faut-il accorder à une médecine qui séduit au point que toutes les ressources du présent se trouvent engouffrées à son profit sans prévoir celles qui sont nécessaires au lendemain ? Une médecine qui concerne une poignée de malades, quelques machines et molécules raffinées, mais qui oublie les détresses de l'âge ? Une médecine dont le progrès engendre le vide moral ?

Comme les autres sciences, la médecine est devenue un progrès déséquilibrant. Elle risque d'aggraver la souffrance des personnes âgées, d'engendrer des tourments moraux et de développer l'injustice. L'accélération des découvertes contraint à une action rapide, qui doit mobiliser toutes les énergies dans les prochaines décennies. Financer, promouvoir une médecine active sans faire le malheur des pauvres et des vieillards, est devenu notre enjeu principal. L'histoire n'est d'aucun secours pour résoudre cet impératif totalement inédit, spécifique de notre époque. Il faut associer la logique et l'imagination, inventer des solutions nouvelles pour traiter ces problèmes nouveaux de notre société, pour gérer la « révolution grise [21] ».

Mais rien ne pourra sans doute être accompli si l'on se départit de trois règles essentielles : organiser l'information, renforcer la solidarité et susciter un consensus.

« La science va plus vite que l'homme. » Ces propos, rapportés par J. Bernard [22], soulignent que la rapidité des progrès vient comme une nouvelle difficulté. Les divers spécialistes se comprennent de moins en moins facilement entre eux, et le fossé d'incompréhension qui les sépare du public se creuse chaque jour davantage. Les langages spécialisés naissent au rythme des innovations, mais leur complexité empêche la diffusion de la connaissance, de l'explication des progrès. « Des mythes dangereux, explique J.-C. Pecker, éclosent dans la confusion [23]. » Des antisciences, construites sur l'imaginaire, comblent le vide de l'information. Elles prétendent que la connaissance du monde réel peut être

---

21. R. Solé, *Le Monde*, 30 avril 1987.
22. J. Bernard, *op. cit.*
23. J.-C. Pecker, « Sciences, mythes et responsabilité », *Cahier du MURS*, 1986-1987, n° 7, p. 47-63.

acquise par d'autres voies que celles des laboratoires. Les idées, les impressions et même les mythes, sont préférés à l'analyse du réel. Elles prêtent foi à tous ceux qui se croient dotés de pouvoirs psychologiques, voire de dons magiques. L'engouement pour les médecines douces, pour toutes les médecines parallèles, que nous avons analysées, procède d'une telle séquence désinformation-imagination.

Les excès douloureux et coûteux de pratique médicale relèvent de la même inadéquation de la pensée à la réalité scientifique. Les médias, tirant parti de l'insuffisance d'information, substituent le sensationnel à la réalité. « Chacun de nous ne bénéficie que d'éclairages partiels, au gré de lectures de hasard. C'est une nouvelle toile de fond qu'il faut tisser[24] », réclame A. Jacquard. Le courant générateur de désordres issu de la prolifération et de la technicité des découvertes peut être annulé par des dialogues entre scientifiques, décideurs et patients. Pendant la longue période où les scientifiques furent peu nombreux et peu efficaces, leur seule tâche concernait l'exploration de l'univers. Une nouvelle mission leur incombe aujourd'hui, celle d'expliquer les progrès passés et d'avertir des progrès à venir. Les scientifiques n'ont guère de pouvoir sur leurs découvertes, mais ils ont le devoir d'informer les décideurs des conséquences qu'elles comportent.

Un effort d'information exceptionnel doit être fait pour que tous connaissent la véritable force et les limitations de la médecine contemporaine, les perspectives et les promesses, les difficultés du présent. Chacun doit être conscient de l'impossibilité de profiter à la fois de gâteries futiles et d'un heureux vieillissement. On peut réorganiser l'économie de la santé par des décisions de principe qui méconnaissent la réalité des évolutions de la médecine, la dynamique de la recherche fondamentale, et qui ne distingueront pas l'accessoire de l'indispensable.

---

24. A. Jacquard, *Les scientifiques parlent*, Paris, Hachette, 1987, p. 21.

Trois dangers, a-t-il été dit, menacent notre médecine. Tout d'abord celui d'un dérapage moral. La discussion, l'édification d'une déontologie, ont été rapides et efficaces dans nombre de circonstances. Les hommes sont capables du pire par leurs idées saugrenues, mais des sentiments moraux naissent en même temps que leurs idées dérangeantes.

Les premiers codes de déontologie de l'expérimentation chez l'homme (déclarations d'Helsinki et de Tokyo) ont été précisés en 1974. Ces règles, approuvées à l'unanimité par les pharmacologues, sont diffusées à l'ensemble de l'univers médical où elles sont appliquées de manière satisfaisante. Le Comité national d'éthique français a posé des garde-fous à la FIVETE : la pratique des mères porteuses est condamnée ; la durée de la conservation des embryons congelés est limitée ; le don d'embryon de couple à couple est suspendu au vote d'une loi ; la recherche sur l'embryon humain est mise sous haute surveillance. Certaines décisions peuvent paraître insuffisantes. Certaines interrogations, pourtant essentielles comme celles qui concernent l'apparition de la personnalité humaine dans l'embryon, restent en suspens. Peut-être le resteront-elles d'ailleurs toujours comme toutes celles qui ont trait à des domaines inexplorables. Mais l'anxiété des chercheurs en reproduction humaine est devenue publique cinq années seulement après la première fécondation *in vitro*. Les hommes sont peut-être pourvus des sentiments que leur prête J. Bernard, leur « permettant de parvenir à une nouvelle sagesse qui ne retient que les conséquences utiles de la connaissance[25] ».

Les conséquences sociales des développements de la médecine contemporaine n'ont été abordées ni avec la même volonté ni avec la même conscience.

Le déséquilibre des comptes de la santé les porte brusquement en tête des priorités nationales. Il est devenu clair que l'expansion de la médecine ne peut être soutenue au rythme actuel en maintenant notamment l'assistance aux personnes âgées. Ce constat d'échec est paradoxalement fait au moment où les nouveaux pro-

25. J. Bernard, *op. cit.*

284

grès de la médecine permettent d'espérer une prolongation paisible de la vie humaine, « l'homme gardant pendant cette longue vie ses facultés intactes et le fonctionnement correct de ses organes [26] ». Le processus du vieillissement est sans doute accessible à la thérapeutique médicamenteuse. Le grand danger dans ce domaine serait une régression de la solidarité déjà prônée par quelques hommes politiques et qui constituerait une récession culturelle et morale insoutenable. Trouver une solution est d'autant plus difficile qu'il faut d'abord dégager des lignes d'équilibre. L'exact ajustement des dépenses de santé aux maladies que l'on traite, tel qu'il a été proposé, se heurte peut-être en pratique à des difficultés insoupçonnées. La réorganisation professionnelle que demande l'augmentation de la longévité exige beaucoup plus qu'un réajustement des retraites : une véritable politique des troisième et quatrième âges. Il faudra peut-être inventer des formations professionnelles capables de permettre l'alternance de divers métiers, tout au long de la vie. La solution est d'autant plus difficile aussi qu'elle exige un consensus autour des décisions qui perturbent profondément la société. Notre médecine enfin est menacée par les propositions des sociologues qui souhaitent décélérer les progrès scientifiques. Une telle mesure, qui s'oppose à ce qui est un puissant mécanisme d'épargne et de bien-être, serait une source certaine de contre-productivité.

Quelques propositions ont été faites, dont la première est un accroissement délibéré et urgent de la recherche biologique. Ensuite, la définition d'une nouvelle physiologie de la médecine, pour redéfinir ses fonctions principales et secondaires. Enfin, une régulation de l'exercice médical pour guider le bistouri des politiques et des administrateurs et éviter des palinodies douloureuses.

---

26. *Ibid.*

Table

Ouvrages scientifiques de l'auteur

MEYER P. (1961), *Questions de physiologie*, Paris, Amédée Legrand.

FRITEL D., MEYER P. (1967), *L'Hypertension artérielle et son traitement*, Paris, Maloine.

MEYER P., en collaboration, *Physiologie humaine* (1977), Paris, Flammarion, 2ᵉ éd., 1982.

Éd. espagnole : *Fisiologica humana*, Salvat, Barcelona (1985).

MEYER P., *Hypertension artérielle : mécanismes, clinique, traitement* (1978), Paris, Flammarion.

Éd. anglaise : *Hypertension*, Oxford, Oxford University Press, 1980.

Éd. italienne : *L'Ipertensione*, Roma, Marrapese, 1979.

Éd. japonaise : 1982.

MEYER P., SCHMITT H. (1978), *Nervous system and hypertension*, New York, Wiley ; Paris, Flammarion.

GODFRAIND T., MEYER P. (1981), *Cell membrane in function and dysfunction of vascular tissue*, North Holland, Elsevier ; Amsterdam, Biomedical Press ; New York ; Oxford.

MEYER P. et coll. (1983) (1984), *Actualités de pharmacologie clinique de l'hôpital Necker*, Paris, Flammarion.

MEYER P. et coll. (1985), *Les Antimigraineux. Actualités de pharmacologie clinique de l'hôpital Necker*, Paris, Masson.

MEYER P. et coll. (1986), *Les Médicaments de l'athérosclérose. Actualités de pharmacologie clinique de l'hôpital Necker*, Paris, Masson.

www.ingramcontent.com/pod-product-compliance
Lightning Source LLC
LaVergne TN
LVHW020945200726
843508LV00004B/1359